中公新書 2237

政野淳子著

四大公害病

水俣病、新潟水俣病、イタイイタイ病、四日市公害

中央公論新社刊

はじめに

「公害」には汚染源と原因、そして結果がある。

原因には、人の活動によって生じる大気汚染、水質汚濁、土壌汚染、悪臭、騒音、振動、地盤沈下がある。その結果として、人の健康や生活環境に被害が生じることが公害であると、環境基本法は定義する。

「四大公害」と呼ばれる水俣病、新潟水俣病、イタイイタイ病、四日市公害は、そうした公害のうち、一九四〇～六〇年代に発症して過酷な健康被害を引き起こしたものだ。

日本が高度経済成長をはじめた矢先のことであり、最初はその原因がわからなかった。時に「奇病」扱いされ、さまざまな原因説が飛び交った。

公害と病の因果関係が認められず、患者は肉体的な苦痛に加えた苦しみを味わう。その苦しみに終止符を打つために、一九六〇年代後半に提起された訴訟が、「四大公害裁判」と並び称されるようになった。

では、それぞれは一体どのような病だったのだろうか。

「水俣病」は、熊本県の水俣湾を中心とした不知火海《しらぬいかい》（八代海《やつしろかい》）沿岸で魚介類を食べる人びとに発症した。症状は、死亡、麻痺《まひ》、痙攣《けいれん》といった急性劇症から、知覚障害、視野狭窄《きょうさく》、聴力障害、手足の感覚障害までさまざまである。「原因不明」のままその発症が水俣保健所に報告されたのは一九五六年（昭和三一）五月一日。チッソ水俣工場の付属病院に、手足がしびれ、口がきけず、食事ができない少女が連れて来られたのがきっかけである。原因はチッソ水俣工場が水俣湾に排出した「メチル水銀化合物」だった。

「新潟水俣病」は、第二水俣病とも称され、一九六五年（昭和四〇）五月三一日に新潟大学の医師によって新潟県に報告された。原因は昭和電工鹿瀬《かのせ》工場が阿賀野《あがの》川に排出したメチル水銀化合物だった。

当時の厚生省と科学技術庁が、水俣病と新潟水俣病のどちらの原因もメチル水銀化合物であると正式に認めたのは一九六八年（昭和四三）九月二六日。最初の報告から一二年が経っていた。

二つの地域で水俣病患者として後述する公害健康被害救済法（のちに公害健康被害の補償等に関する法律〈公健法〉）によって認定された数は、合計二九七三人（熊本県一七八〇人、鹿児島県四九一人、新潟県七〇二人）である。だが、政治解決策や裁判を含め、救済を望んだ人は二〇一三年までに一〇万人近い。

「イタイイタイ病」は、富山県の神通川《じんづうがわ》下流の扇状地に暮らす、三五歳を過ぎた女性に多く発症した。全身に神経痛のような痛みが出る。痛みのあまり歩けなくなり、寝たきりとなると布団の重みでも激痛が走り、食事も排便も家族に頼らなければならない。意識が正常なまま「イタイ、イタイ」と痛みを訴えたことからイタイイタイ病と名が付いた。痛みの壮絶さは「息を吸うとき、針一〇〇〇本か二〇〇〇本で刺すように痛い」という患者の言葉に残されている。身長が三〇センチ縮んだ患者がいるほか、肋骨で二八ヵ所、全身で七二ヵ所の骨折という記録もあることが、裁判の原告側の訴状にある。

原因は三井金属鉱業神岡《かみおか》鉱業所の鉛と亜鉛の鉱山と、その製錬工場から神通川に排出されたカドミウムだった。稲の育ちが悪いのは鉱毒のせいではないかと疑われた記録は明治時代に遡る。地元の町医者がこの病に気づいたのは、一九四六年（昭和二一）であった。

厚生省がカドミウムの慢性中毒によりまず腎臓障害を生じ、次いで骨軟化症をきたし、これに妊娠、授乳、内分泌の変調およびカルシウム不足が誘因となって発症すると断定したのは一九六八年（昭和四三）五月。公健法で認定されたイタイイタイ病患者の数は一九六人である。

「四日市公害」は「四日市ぜんそく」などの名前で知られている。最初に広く知れ渡ったのは、一九六〇年（昭和三五）、東京築地市場で「異臭魚」が買い叩かれた事件だった。一九五九年に三重県四日市市塩浜地区で本格操業が開始された石油化学工業基地、四日市コンビナートの操業開始の翌年だ。

漁業被害に加え、周辺住民は石油コンビナートから吐き出される悪臭、煤煙《ばいえん》の直撃を受けた。頭痛、不眠、食欲不振に加え、気管支ぜんそく、ぜんそく性気管支炎、慢性気管支炎といった症状も現れた。一九六四年以後は、肺気腫やぜんそく発作による死者が出た。

厚相と通産相は一九六三年に調査団を派遣して、翌年、四日市市をばい煙規制法の指定地域とした。一九六六年には、自ら命を絶つぜんそく患者も現れた。彼は「死ねば薬もいらず楽になる」と遺書を残している。

公健法によって、四日市が公害の地域指定を受けそれが解除される一九八八年一二月までに認定された気管支ぜんそく、慢性気管支炎、肺気腫など患者数は累計九六七人である。

公害の発生から半世紀が経ち、二一世紀を迎えたいまも、新たに公害認定申請が行われるものもあれば、認定をめぐって訴訟が続けられているものもある。一旦収束するかに見られた一九九〇年代の水俣病の「政治決着」は二〇〇九年に再度繰り返され、問題はいまだ迷走している。

高度経済成長のさなかに日本が経験した四大公害で、患者は何を苦しみ、どう生き抜いたのか——。

開発途上国でも同様の問題が起き、現代日本も例外ではない。豊かな暮らしのために科学技術の駆使により富を創出し、その副産物としての公害で犠牲者が生まれた。昨今、環境汚染に対する懸念がますます高まるなか、過去に起きた事実とそこから得られる教訓を残したい。

※敬称は略した。記載のある肩書きは当時のものである。〔 〕は筆者による補足である。

目次

四大公害病

――水俣病、新潟水俣病、イタイイタイ病、四日市公害

第1章

水俣病

潜在患者二〇万人と呼ばれる「悲劇」

水俣病略年表

1932	チッソ，アセトアルデヒド生産開始
1952	8 熊本県水産課振興係長が水俣市漁協の要請でチッソを調査
1956	5 チッソ病院が保健所に原因不明の病発生報告（公式確認）．水俣市らが水俣市奇病対策委員会を設置． 8 熊大が研究班設置
1957	3 熊本県が水俣病対策連絡会を設置．熊大研究班の実験で水俣湾内の魚を食べたネコが発症． 7 厚生科学研究班の実験で水俣湾内の魚を食べたネコが発症． 9 食品衛生法適用を照会した熊本県に厚生省が適用しないよう回答
1958	7 厚生省が化学毒物はチッソ水俣工場の廃棄物が影響，セレン，タリウム，マンガンの疑いと通達．チッソが「水俣奇病に対する当社の見解」で厚生省に反論． 9 チッソ，排水口を百間港から水俣川河口へ移設． 12 水質二法成立
1959	3 不知火海北部の津奈木町や対岸の天草でも水俣病発症の報告． 7 熊大研究班が百間排水口から水銀を検出．熊大研究班が「原因物質は水銀化合物」と発表． 8 第一次漁民騒動． 9 日本化学工業協会が旧海軍の爆薬説を主張． 10 チッソ水俣工場の排水でネコ400号が発病．厚生省食品衛生調査会水俣食中毒特別部会が「原因は有機水銀化合物」と結論． 11 通産省軽工業局長が全国のアセトアルデヒド製造工場の水銀排出量を把握．「水俣食中毒に関する各省連絡会議」で熊大研究班が有機水銀説を主張．第二漁民騒動． 12 チッソが浄化装置「サイクレーター」完成．チッソと患者が「見舞金契約」を結ぶ
1960	1 経済企画庁の水俣病総合調査研究連絡協議会で「有毒アミン説」
1962	8 熊大研究班がアセトアルデヒド工場の水銀滓からメチル水銀抽出． 11 解剖により胎児性水俣病の存在が判明
1965	6 新潟水俣病発生
1967	8 公害対策基本法成立
1968	1 新潟水俣病患者が水俣を訪問． 5 チッソが水俣工場でのアセトアルデヒド製造中止． 9「水俣病の原因はチッソおよび昭和電工の工場廃水に含まれるメチル水銀である」と政府統一見解を発表
1969	6 水俣病第一次訴訟，チッソに損害賠償を求める
1973	3 水俣病第一次訴訟判決（原告勝訴，確定）． 5 熊大第二研究班（71年設置）が漁村以外の水俣市内の患者の存在や、有明海地域での水俣病発生の可能性を示唆する調査結果を発表． 7 患者団体とチッソの間で補償協定成立． 9 公健法成立
1977	3 環境庁企画調整環境保健部長名による「1977年判断条件」． 10 水俣湾のヘドロを除去し埋め立てる工事開始
1995	11「1995年政治解決策」の合意． 12 閣議決定
1997	10 熊本県が74年に設置した仕切り網を撤去
2004	10 関西水俣訴訟で最高裁が国と熊本県の責任を認定
2009	7 2009年特措法

註：第一次訴訟以外は1-10を参照

Ⅰ　濁った海――発症、原因究明と企業の抵抗

水俣病はなぜ発症したか

湖のような静かな海である。往来の激しい国道三号線から道を外れると、そこには別世界がある。曲がりくねったミカン畑を縫う坂道が、小さな漁港へと通じている。

水俣病は、そんな漁業集落の一つで発見された、世界初の水銀中毒事件だ。

水俣の地に起業した新日本窒素肥料株式会社（以下、チッソ）が、一九三二年（昭和七）から六八年まで三六年間にわたって海に流した有機水銀の一種であるメチル水銀化合物が原因だった。

チッソの起源は、東京帝国大学を卒業した電気技術者だった野口遵《したがう》が、一九〇六年（明治三九）に鹿児島県川内川の曽木ノ滝につくった水力発電所にある。先に仙台でカーバイド生産を経験し、より大量に生産するための電力を得ようと、適地を探して遭遇したのが曽木ノ滝で、ここに「曽木電気株式会社」を資本金二〇万円で発足させた。

二年後の一九〇八年、水俣の地に不知火海の対岸に位置する天草諸島の石灰石を原料に、カーバイドから堆肥などに代わる化学肥料を製造する「日本窒素肥料株式会社」を設立した。

カーバイドは、石灰石を九〇〇〇度で焼成（炉で焼くこと）してできた酸化カルシウムにコークスを足して二〇〇〇度で焼成するとできる。このカーバイドに水を加えるとアセチレンという合成化学の原料ができ、アセチレンに触媒として無機水銀を加えるとアセトアルデヒドができ、チッソはこの生産を開始した。そして、この生産過程で副生されたのがメチル水銀化合物であった。

カーバイドのかすと廃水とともに海へ流されたメチル水銀化合物は、一旦は薄まり、拡散したが、魚介類の体内で生物濃縮する。人間は食物連鎖の頂点に立つ動物として魚介類を食べ、脳の神経系が冒され、のちに言う「水俣病」を発症した。熊本県八代市や水俣市、鹿児島県出水市や阿久根市、そして天草の島々に囲まれた不知火海（八代海）の沿岸二〇万人が潜在的な患者だと言われる。

チッソは戦後、一九五〇年に「新日本窒素肥料株式会社」を設立、六〇年代までに、当時の水俣市の人口約五万人に対し、チッソおよび関連下請け工場の従業員は約五〇〇〇人に及んだ。一世帯が五人と計算すれば市民の半分がチッソ関係者であり、水俣市は「チッソ城下町」と呼ばれる。一九六五年「チッソ」に改称。その間、アセトアルデヒド生産量では業界トップを走り続けた。

後述するが、水俣病には二〇一三年現在までに公害健康被害補償法（公健法）に基づいて

水俣病発症地域と概要

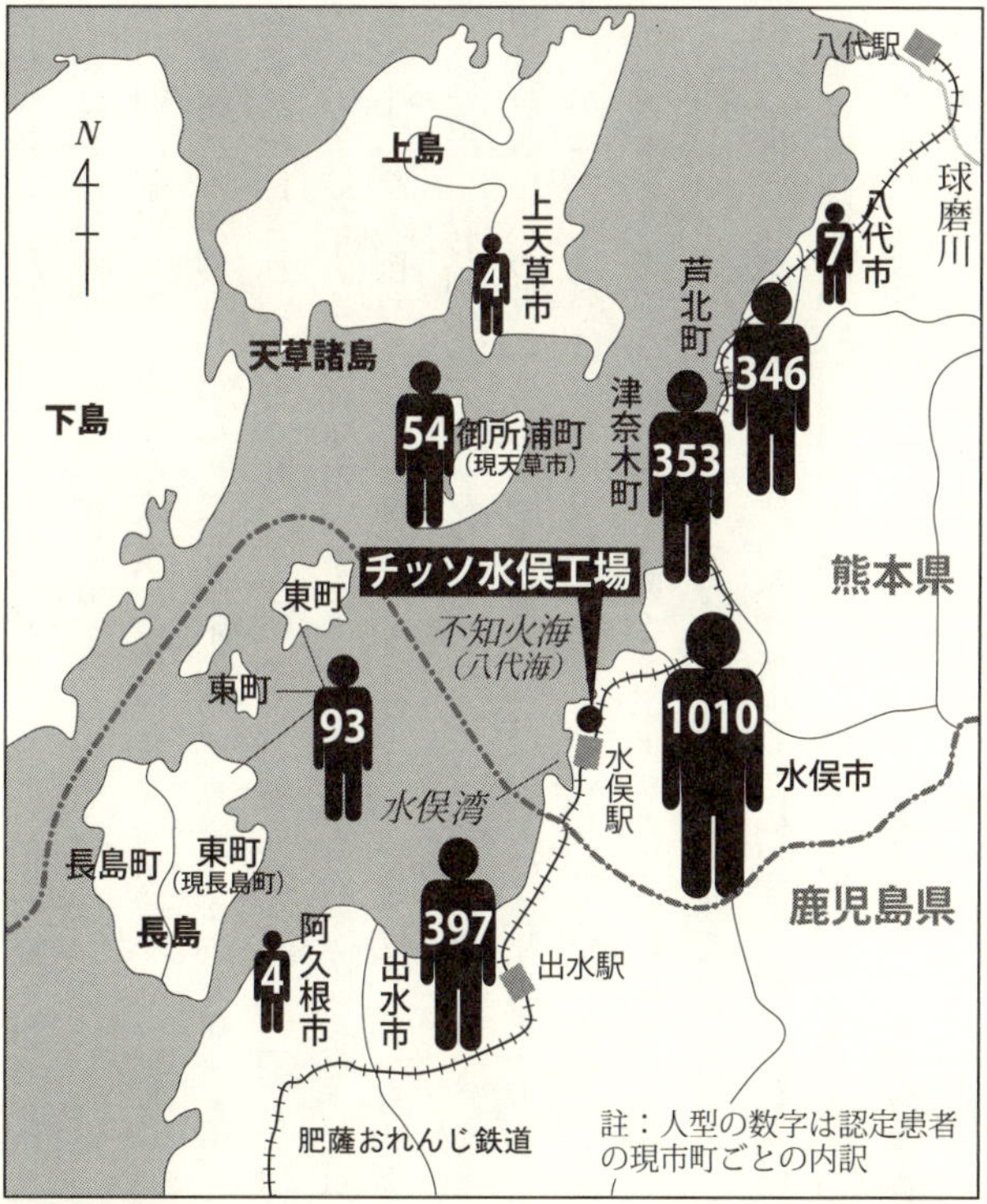

●認定患者数

生存者数620人／累計2275人（2013年６月末現在環境省把握数，熊本県認定数1784人，鹿児島県認定数491人）／申請件数２万3177（2008年現在水俣市把握数）

●1995年水俣病総合対策医療事業対象者数

7286人（熊本県5073人，鹿児島県2213人）

●2009年水俣病被害者救済特別措置法に基づく申請者数（2013年現在判定中）

６万988人（熊本県４万2961人，鹿児島県１万8027人）

認定を申請し、政府に認定されただけで二二七五人の認定患者がいる。そして認定申請を政府が棄却したいわゆる「未認定患者」は二万人にのぼった。

この間に確定した判決を踏まえ、政府は数々の措置を取ってきた。一九八六年から九二年には公健法で棄却されたなかで四肢末端の感覚障害がある患者には「特別医療事業」として医療費が給付された。一九九一年での給付対象件数は延べ二万二八五〇人だった（熊本県把握）。一九九五年の政治解決策による「水俣病総合対策医療事業」（以後、一九九五年政治解決策）の対象者は七二八六人（熊本県五〇七三人、鹿児島県二二一三人）、また、二〇〇九年の「水俣病被害者特別措置法」（以後、二〇〇九年特措法）に基づく「水俣病総合対策医療事業」の申請者数は六万九八八人（熊本県四万二九六一人、鹿児島県一万八〇二七人）にのぼった。

したがって、自分は水俣病であると声を挙げることができた人の延べ数だけで九万人を超えた。チッソによるこの公害の実態は、半世紀の年月を経てようやく見えてきた。

この間、チッソは二〇一二年三月末現在にいたるまで、累計三六〇〇億円となる水俣病関連損失を抱えながらも、四ヵ所の事業所と、国内二八、海外一六の関連会社を抱える総合化学企業に成長した。二〇一一年三月末には、事業部門を事業会社「JNC株式会社」（資本金三一一億円）に譲渡し、旧チッソは資本金七八億円の水俣病補償関連事業に特化する組織となっている。

被害の源

人々が異変に気づいたのは、のちに水俣病の「公式確認」と言われる年の四年前だった。一九五二年（昭和二七）夏、熊本県水産課の三好礼治振興係長が、水俣市漁業協同組合（水俣市丸島）からチッソの排水を調査して欲しいとの要望で出向いたときだった。

三好が八月二七日の出張報告書として書いた復命書には、「工場の排泄物として考えられるものは、一般的排水とカーバイド残滓《ざんし》がある」として、一〇年来の汚染についても記してあった。要約すると次のようなものである。

チッソは一九三二年のアセトアルデヒドの生産開始後、工場廃水を漁港と百間《ひゃっけん》港の双方に流していたが、漁港にある生け簀《す》の魚が死滅したため百間港だけにした。しかし、百間港では、カーバイド残渣《ざんさ》（残りかす）の堆積物が六・五メートルの深さに達し、満潮時以外は船舶が出入りできなくなった。県は一九五〇年度から百間港の浚渫《しゅんせつ》計画を立て、チッソに事業費負担を求めたが、かつてチッソ水俣工場長だった当時の水俣市長が、カーバイドの残渣を自然の堆積物だと主張。だが、運び出された堆積土は明らかにカーバイドの残渣であり、漁業に影響していると熊本県が見解を示すと、チッソは一九五一年に漁協に五〇万円の無利子融資をした。

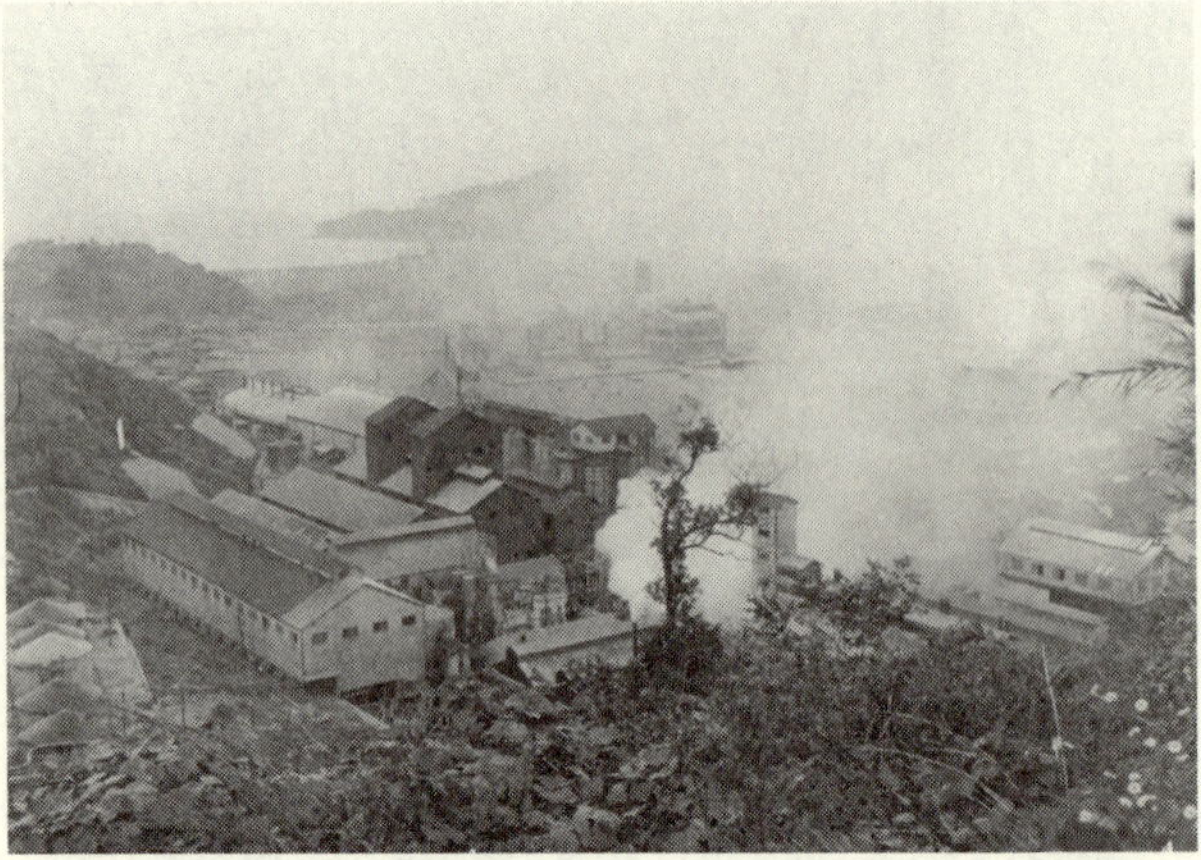
1-1 操業するチッソ水俣工場の全景，1960年 当時，10万坪の敷地に3419人の従業員がいたといわれる

三好はこのときチッソ水俣工場に関係資料の提出と排水の成分について説明を求めた。これに対しチッソが「あまり害はないと考えている」と回答をしたとし、復命書で以下の三つを提案していた。

①排水に対して必要によっては分析し、成分を明確にしておくことが望ましい。②漁民の被害の実情についての資料が不備であるので、漁民側の資料に基づいて検討を加えたい。③排水の直接被害と長年月にわたる累積被害を考慮する必要がある。

しかし、県はその後、成分分析を行わなかった。浚渫が継続され、堆積物の七、八割程度が「浮泥」と化して沖合に流出、漁獲は一九五〇年から五六年までに五分の一に激減した。港は再び埋め尽くされ、一九五六年から五七年に、さらなる浚渫が行われる。

このチッソ水俣工場のカーバイド残渣を含む廃水こそが、一九三二年から三六年間で七〇～一五〇トンとも言われるメチル水銀化合物を流出させた源であった。

一九五四年八月一日には、『熊本日日新聞』が、「ネコてんかんで全滅、ねずみの激増に悲鳴」の見出しで、「水俣湾周辺の漁村〔茂道《もどう》〕では、六月くらいから一〇〇匹あまりいたネコがほとんど全て狂い死に」したとの記事を載せる。だが水俣市の対応は、ネコ全滅の原因究明には至らず、ネズミ駆除剤の各家庭への配布で終わった。

公式確認——幼い姉妹の罹患

水俣病が人々に知られることとなったのは、一九五六年〔昭和三一〕春、五歳と二歳の姉妹が、相次いでチッソ水俣工場付属病院〔以下、チッソ病院〕に連れて来られたことにはじまる。

母親によれば、四月一二日の朝、前日まで元気に外を走り回っていた女児が起きると目がトロンとして口が回らず、朝食の茶碗も持てず、靴を履くこともできない。靴を履いたと思っても転んで歩くことができない。周辺では小児麻痺に罹《かか》る子どもが相次いでいた。近所の寺や市立病院に連れて行ったがやはり小児麻痺と言われ、チッソ病院へと言われるままに連れて行き、一週間ほど病院に泊まり込んでいたところ、妹も同じ症状で父親が連れてきた。

伝染病を疑った小児科医の野田兼喜《かねき》が院長の細川一に相談する。細川自身も前年に似たような患者を二人診ていたが、二人は原因不明のまま二、三ヵ月で死亡していた。チッソ病院では内科医の三隅彦二もまた、類似の症状を持つ患者を入院させていた。

五月一日、細川の命を受けて、野田が水俣保健所に「原因不明の脳症状患者四名が入院した」と報告した。これがのちに水俣病の公式確認と呼ばれる日となる

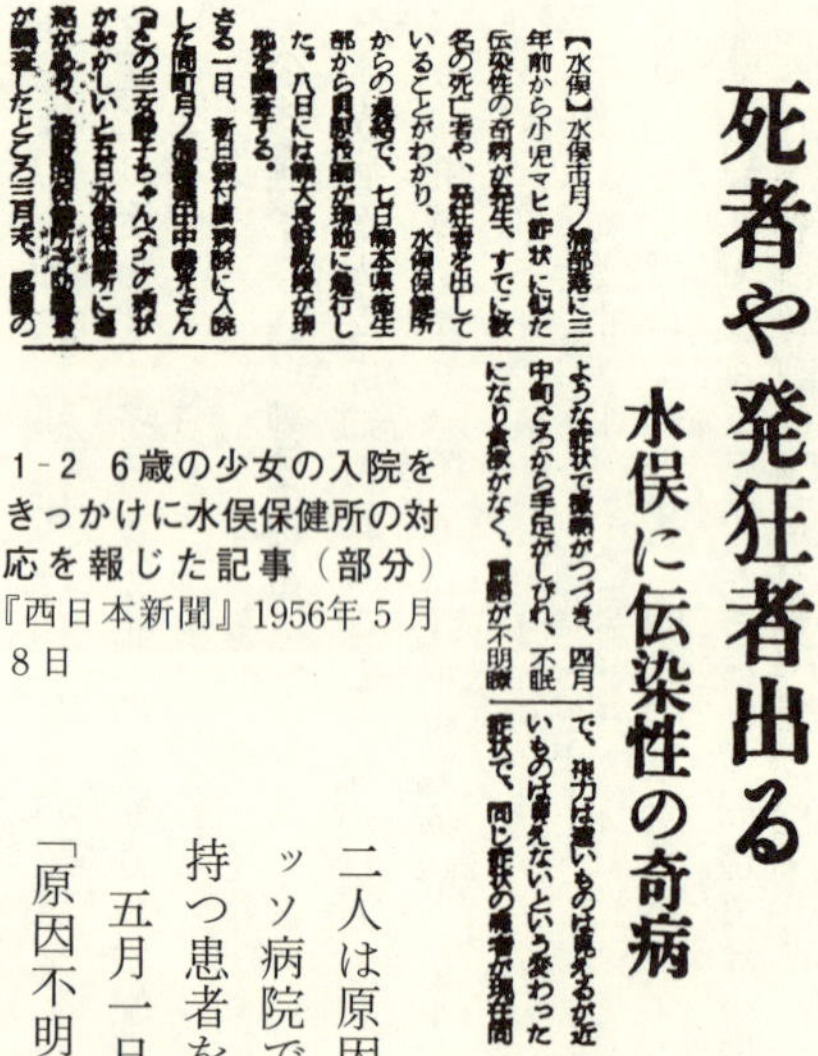

死者や発狂者出る

水俣に伝染性の奇病

【水俣】水俣市月ノ浦部落に三年前から小児マヒ症状に似た伝染性の奇病が発生、すでに数名の死亡者や、発狂者を出していることがわかり、水俣保健所からの連絡で、七日熊本県衛生部から県防疫係が現地に急行した。八日には熊大医学部教授が現地を調査する。

さる一日、新日窒付属病院に入院した同町月ノ浦漁業田中義光さんの三女静子ちゃん(5)が病状がおかしいと五日水俣保健所に連絡があり、同保健所が調査したところ三月末、同町の

ような症状で言語がつづき、四月中旬ごろから手足がしびれ、不眠になり食欲がなく、言語が不明瞭で、視力は遠いものは見えるが近いものは見えないという変わった症状で、同じ症状の患者が現在同

1-2　6歳の少女の入院をきっかけに水俣保健所の対応を報じた記事（部分）『西日本新聞』1956年5月8日

（『風雪の百年』）。

『西日本新聞』（一九五六年五月八日）は、「死者や発狂者出る　水俣に伝染性の奇病」と報じ、『熊本日日新聞』（同年五月一八日）は「水俣に子どもの奇病　同じ病原か　ネコにも発生」というタイトルで、「最近ネコが突然海に飛び込んだり、きりきり舞をして死ぬなど奇妙な

現象が起っている」と不気味さを書き立てた。

細川は公式確認の日からの出来事をカルテとは別に記録した。のちに「細川ノート」と呼ばれるが、五月一日には、「奇病発見歴史」「不明神経疾患患者」「特殊疾患」と記している（『細川一論ノート（三）水俣病の発見』）。

患者たちの苦境と苦悩

患者は次々と現れ、自宅でも病院でも、「劇症型」と言われる激しい症状を呈して死んでいくようになる。水俣市立水俣病資料館は、処置なく苦しんだ患者家族たちの声を水俣病詩集『戻らぬ命』で次のように記録している。

全身にケイレンがあり、手足をばたつかせ、ベッドに取り押さえるにはまるで格闘でした。孫を大きな腕で抱こうとし、歯をむき出して「ウッ、ウワァ」と叫んでいました。狂死。昼夜の区別なく、約一分間隔で顔をゆがめ、叫び、一方では全身が意思とは逆に激しく動きまわっていました。最初に手足のしびれを感じてわずか五二日目のこと……。のたうちまわりながら亡くなりました。

夫は部屋の板壁を突き破り、手足を血だらけにして死にました。その九日後に娘が生まれ「父ちゃんの分まで生きてくれ」と語りかけましたが、そのかいもなく二歳の時に亡くなりました。

こうした状況は、原因が不明の間中、続いていた。患者が多発した茂道に暮らす漁師の娘で、のちに語り部となった杉本栄子が、公式確認から三年が過ぎた一九五九年の話を次のように語っている。父に市立病院に連れられていった母を見舞いにいったときの様子である。

母は「こんごろ〔この頃〕どうも箸が重たかぁ」ち、いうことがあって、〔中略〕帰ってみたら、母がブルブルふるうて庭のまん中におって、煙草にマッチで火がつけられず顔につけて火傷しとったったです。父はすぐ病院につれて行きました。〔中略〕

数日後、母ちゃんに会いたくて市立病院いったら、父が三日間帰って来ん理由がわかったったです。隔離病棟だったったです。行けども行けども母の病室はなく、一番奥の戸口の狭い分厚い壁の病室に母は入れられていました。やっぱり村の人が言う、うつる病気かなと思いながら戸を開けると〔中略〕声にならない声でキーキー叫ぶ人、ベッドに括られている人、痙攣してピョンピョン跳ねる人を見た時、母ちゃんがこの中におっとか、これが人なのかって思った瞬間、私の体は石のようにカチーンと固まってしまって……。母は言葉が出なくなり泣くだけで、うれしいのか悲しいのか、わからない様子で、ここで死ななければならないのかと思いましたが、まだ軽い方でした。多くの人は〔中略〕たった一人で狂い死んでいきました。

（『杉本家の水俣病五〇年』）

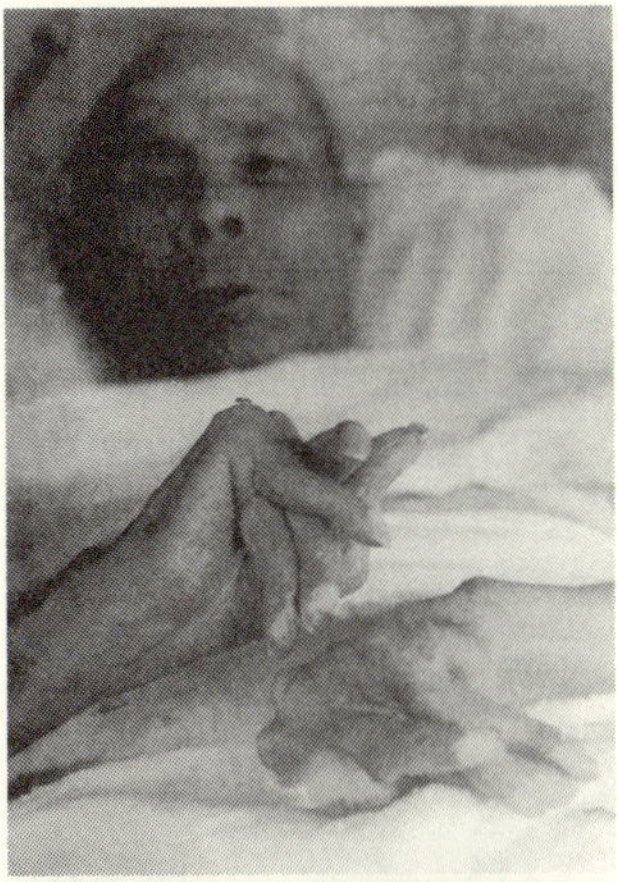

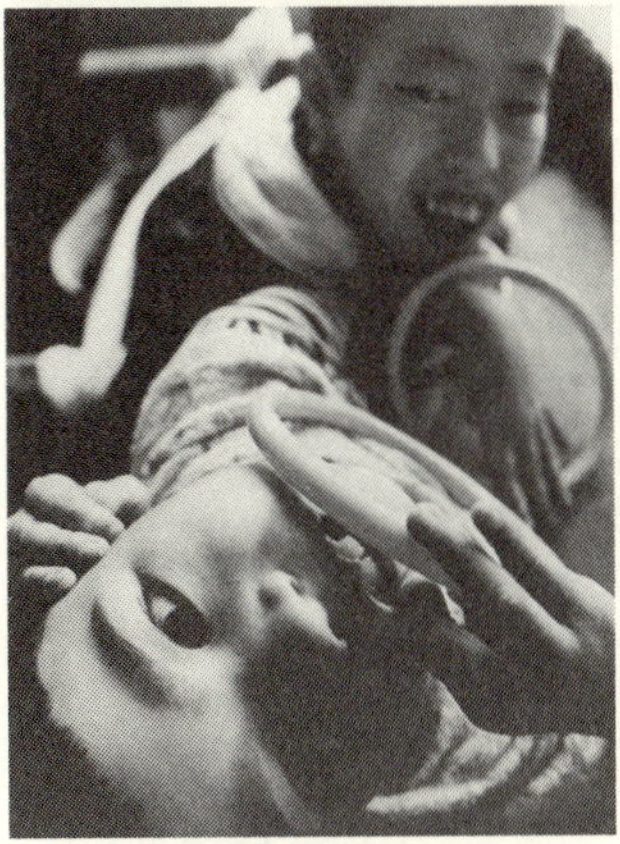

1-3　水俣病重症患者　指が曲がったままの状態に
1-4　胎児性水俣病患者の幼児

奇病対策委員会の発足

報告を受けた水俣保健所は、一九五六年（昭和三一）五月二八日に水俣医師会、水俣市衛生課、水俣市立病院、チッソ病院と「水俣市奇病対策委員会」を発足。一九五六年以前の死亡患者について調査をはじめた。そして脳卒中や脊椎性小児麻痺などとほかの病名診断されていた患者で、奇病患者だったであろう者が一九五三年末頃から約三〇人いたことがわかった。

七月二七日、水俣市奇病対策委員会はチッソ病院に入院していた八人を「類似日本脳炎」の診断で、市の隔離病舎に収容した。これは自給自足に近い現金収入のない患者のためを思って公費で入院させた善意だったが、結果的に「伝染病」説を助長することとなる。

八月三日には、熊本県の衛生部から厚生省公衆衛生局防疫課に、奇病発生が伝わっている。確認から三ヵ月を経て、水俣市奇病対策委員会は八月一四日、熊本大学に調査研究を依頼する。熊本大学では二四日に、内科、小児科、病理、微生物、公衆衛生、のちに衛生学教室も加わり「医学部水俣奇病研究班」（以下、「熊大研究班」）を設置した。

それから五日を経た八月二九日、水俣市奇病対策委員会から県、県から厚生省へと出された報告書には、患者の特徴的な症状が克明に記されていた。

先《ま》ず四肢末端のじんじんする感があり、次いで物が握れない。ボタンがかけられない。歩くとつまづく。走れない。甘ったれた様な言葉になる。又しばしば目が見えにくい。耳が遠い。食物が飲みこみにくい。〔中略〕死亡は発病後二週間乃至《ないし》一ヶ月半の間に起こるようである。

（『細川一論ノート（三）水俣病の発見』）

ネコによる実験

勝木司馬之助《しばのすけ》教授（第一内科）らによる熊大研究班は、一九五六年（昭和三一）一一月に学内および水俣市奇病対策委員会に対して、研究の結果、脳の中枢神経が冒されていることが判明し、ウイルスが発見できないことから中毒症らしいとの中間報告を行った。

この一九五六年末までに五四人の患者が確認され、そのうち一七人が死亡した。

チッソ病院では、患者を診察する傍ら、一九五六年一〇月頃からチッソ技術部と協力して研究と実験に乗り出した。技術部は水俣湾と他の地区の魚介類のマンガンその他の分析を、また一九五七年二月頃からはセレンやタリウムの分析を行った。五月からは水俣湾内の底土や魚介類をネコに与える実験と、セレンやタリウムを注射する実験を行っている。

ネコ実験が度重なると、ネコが入手しにくくなり、チッソは漁民から一匹二〇〇円で買い入れた。そのうち漁村の患者家庭に、ネコの飼育自体を一匹月五〇〇円で依頼している。

熊大研究班でもネコを使った実験が行われた。世良完介教授（法医学）は、一九五七年二月から茂道と湯堂《ゆどう》の漁民宅に健康な八匹のネコを送り、地域で獲れる魚介類を餌に飼育を依頼。三三〜六五日ですべてのネコが、麻痺や痙攣を起こし死んだ。

一九五七年三月からは、第二病理学教室では、武内忠男教授の要請で、当時、研究生だった水俣保健所の伊藤蓮雄所長が、七匹のネコを飼い、水俣湾内で獲った魚介類で五匹のネコが症状を発症したと県衛生部に報告した。

「奇病」から「水俣病」へ

熊本県はようやく一九五七年（昭和三二）三月に、「水俣奇病対策連絡会」を庁内に設置し、この会議で、①原因究明の促進、②入院患者の措置、③魚介類の摂食自粛指導、④漁獲自粛などの指導、⑤浜松アサリ貝事件における静岡県の対応調査を行うことを決定した。

浜松アサリ貝事件とは、第二次世界大戦中の一九四二年に浜名湖のアサリで一一四名が死亡、戦後、四九年に七人が死亡、五〇年に一二人が中毒被害を受けた中毒事件である。原因物質の特定がなされないなか静岡県知事が食品衛生法を適用し、アサリの販売を禁止した。

七月、厚生省の厚生科学研究班も、水俣湾内の魚介類を食べたネコが発病したことを確認、「本症の原因が湾内魚介類にあることは判明した」と発表する。

熊本県衛生部はこの発表を受けて、七月二四日の水俣奇病対策連絡会で食品衛生法に基づく知事告示を出して漁獲を禁止することを決定する。しかし厚生省に適用の可否を照会したところ、厚生省からは一ヵ月が経った九月一一日に次のような矛盾した回答が送られてきた。

「水俣湾特定地域の魚介類を摂食することは、原因不明の中枢性神経疾患を発生させるおそれがあるので、今後とも水俣湾の魚介類が摂取されないよう指導すること」

「水俣湾内特定地域の魚介類のすべてが有毒化しているという明らかな根拠が認められないので、当該特定地域にて漁獲された魚介類のすべてに対し食品衛生法第四条第二号を適用することはできない」

当時の食品衛生法第四条第二号は、有毒である「疑いがあるもの」は採集、販売してはならないと定めていた。ところが厚生省は、「明らかな根拠」がないという法律とは逆の趣旨で適用させなかった。そして熊本県は自粛という行政指導にとどめることになる。

一九五八年（昭和三三）六月二四日、国会では森中守義参議院議員（社会党）が「原因物質の発生源の追及がどこまでいっておるか」と質問したのに対し、厚生省公衆衛生局の尾村偉久環境衛生部長が「タリウム、セレニウム、マンガン、この三つのうちのいずれか、あるいはこの三つの二つないしは三つの総合によるものであろう」と答弁した。

七月七日には厚生省公衆衛生局長が「化学毒物は主としてセレン、タリウム、マンガンが疑われる。これは新日本窒素肥料水俣工場の廃棄物が影響している」と、原因を特定しないままに、排出源としてチッソの名前を公表した。

チッソは「厚生省が、〔原因企業を〕名指ししたのはこれがはじめてである」とこれに反発し、七月一四日に「水俣奇病に対する当社の見解」をまとめ、反論した。

この頃までに、熊大研究班が「奇病」は非科学的であるとし、厚生省と熊本大学は「水俣病」と呼ぶようになっていた。一九五七年に発行された学術誌『熊本医学会雑誌三一巻補冊二』（一九五七年六月）で熊大研究班の武内忠男（第二病理）が論文『水俣病（水俣地方に発生した原因不明の中枢神経系疾患）の病理学的研究（第二報）』でそのように称したのが最初であるとされる。

被害の拡大——排水口の移設

厚生省に汚染源として名指しをされてから二ヵ月が経った一九五八年九月、チッソは工場の排水口を外部の者には知らせずに変更する。水俣湾に注ぐ百間排水口から、湾の外に向かって流れ出る水俣川河口にである。河口左岸の「八幡プール」と呼ばれる場所に、アセトアルデヒド製造後の廃液を捨てると、カーバイド残渣が残り、排水が川へと染み出る仕組みである。結果的に、染み出した水に含まれていた汚染物が、川の流れとともに不知火海全体へと拡がった。

のちに国立水俣病総合研究センターが設けた「水俣病に関する社会科学的研究会」が、その翌年に起きたことを報告書『水俣病の悲劇を繰り返さないために』で、次のように総括している。

水俣川河口付近の漁民から新たな患者の発生が報告され、その後も河口付近から患者発生の報告が相次いだ。また、北側の津奈木《つなぎ》町や湯浦町、さらには不知火海を挟んだ対岸の天草でも多数のネコの発病が報告されるようになり、人体実験〔傍点筆者〕ともいえる排水路変更の影響は新たな患者発症と汚染地域の拡大という重大な結果を招くことになった。

一九五九年六月には、水俣川河口にアユが浮いたと聞いて調べた県水産試験場技師が「新たに水俣川に排水を流している模様」と上司に報告、同月に厚生省に陳情に行った水俣市議会議長も報告。一九五九年一〇月二一日になって、通産省が動いたが、それは排水停止命令ではなく、排水場所を元の百間排水口に戻すようにと指示する通達だった。

原因物質の特定へ

原因物質の特定にいたったきっかけの一つは、英国人医師D・ハンターとD・ラッセルが一九四〇年（昭和一五）に書いた研究論文だった。

その論文には種子殺菌剤の工場で一六人の従業員が種子殺菌剤に使われていたメチル水銀化合物を呼吸器から吸った結果、四人が運動失調、言語障害、視野狭窄《きょうさく》の三つの症状を呈したと記されていた。その四人の作業員の症状が水俣病と酷似していたのである。

そのことを指摘したのは熊本大学を訪れていた英国人医師マッカルパインである。マッカルパインは一五人の水俣病患者を見て、視野狭窄、難聴、運動失調などの症状が有機水銀中毒にきわめて類似しているという研究結果を一九五八年九月に『ランセット』誌に発表する。

同時期に、水俣を訪れた米国国立衛生研究所の疫学部長レオナルド・カーランドは、水俣湾から魚介類や泥土などの試料を持ち帰って分析し、水銀を検出する。武内忠男教授と徳臣晴比古助教授（第一内科）が水銀に的を絞った研究をはじめたのはそれからだった。

一九五九年七月一四日に喜田村正次教授（公衆衛生学）が、百間排水口の泥土から２００ｐｐｍ以上の水銀を検出し、排水口から遠ざかるほど水銀値が下がるデータが得られたことを熊大研究班で報告した。

一九五九年七月二二日、武内らはこうした研究結果を、「水俣病の原因物質は水銀化合物、特に有機水銀であろうと考えるに至った」と熊大研究班として公表した。

2000ppmは現在の総水銀の環境基準0・0005㎎／㍑に照らして言えば、その四〇〇万倍にあたる。また、メチル水銀は検出してはならない。しかし、この段階でも対策は打たれなかった。

実は、当時類似した事件で対策が取られたケースがある。一九五八年に製紙会社「本州製紙」の江戸川工場による排水で漁業被害が起き、一二月に「水質二法」が制定されていた。「水質二法」とは、「水質保全法」「工場排水規制法」を指し、前者は水質が汚濁されるおそれがある水域を指定して排水の放流基準を設定、後者は規制対象の工場を特定する法律である。この水質二法は東京湾の本州製紙には適用されていたのである。しかし水俣湾のチッソ水俣工場には適用されなかった。

第一次漁民騒動

この熊大研究班による原因物質の発表内容は、その八日前には『朝日新聞』（一九五九年七月一四日）にスクープされていた。しかし、その報道以前に、水俣市内での魚の売れ行きは落ち、八月一日には、水俣市内の鮮魚店で構成する水俣市鮮魚小売商共同組合が、水俣湾近海で獲れたものと市内の漁民が獲った魚貝類の「不買決議」を行った。これを受けて八月六日、以前から水俣市行政に困窮を訴えていた水俣市漁協が、水俣市鮮魚小売商共同組合とともに、チッソ水俣工場に行き、漁業補償、ヘドロの撤去、排水浄化設備の設置を求めた。

これに対しチッソは、「水俣病の原因はいまだ未確定である」として補償金の支払いを拒否する一方、緊急見舞金を支払うと回答した。しかし、額が折り合わず、八月一七日、漁民三〇〇〇人が団体交渉に出向き、翌一八日には警官隊と衝突し、漁民、工場側、警官に一五人の軽傷者が出た。のちに「第一次漁民騒動」と呼ばれる事件である。

この事態を収拾すべく、熊本県知事は、水俣市長に斡旋《あっせん》委員会をつくらせ、その仲介で、チッソは漁業組合に漁業補償三五〇〇万円と、年二〇〇万円を支払うこと、一九六〇年三月までに浄化装置を設置するとの契約を一九五九年八月二九日に調印した。

「ネコ四〇〇号」の発症

原因物質が絞り込まれた段階で、チッソ病院院長の細川は独自に、水銀を含んだ工場廃液をネコに投与する実験を行った。「工場は白であるか黒であるかということを、早く知りたかった」とのちに法廷で語っている。

熊大研究班によって水銀説が発表されてから二ヵ月を経た一九五九年一〇月七日、四〇〇四目を意味する「ネコ四〇〇号」の実験結果が、細川ノートに次のように記されている。

○水銀含有量　百ｐｐｍ以下
○猫試験　昭和三四年七月二四日より毎日二十グラムを基礎食にかけて食わせる。十月七日、失調、麻痺を起こし疑わしいため屠殺、病理所見により水俣病発症を確認

しかしこの実験結果をチッソは公表せず封印する。当時のことを一九七〇年七月に細川は原告側証人として法廷でこう証言している。

弁護士　病院側から、酢酸係〔ママ〕排水の研究を強調したが、徳江氏〔当時・技術部長〕らにけられた」とあるが、これはどういう意味ですか。
細川　これから、新しい研究はいっさいやめるんだというような話がありました……。
弁護士　そうすると、今の工場排水を直接猫に投与するという実験ももうやめると……。
細川　ええ。それで、そのあとにですね、この実験だけはやらしてくれと話したんですが、それもやっぱりダメでした。

（『朝日新聞』一九七〇年七月一一日）

チッソの反論と「爆薬説」

一九五九年（昭和三四）七月、熊大研究班による有機水銀説の発表後、チッソは矢継ぎ早に「所謂《いわゆる》有機水銀説に対する工場の見解」（五九年七月）、「有機水銀説の納得し得ない点」（五九年九月）など反論を発表した。

また、チッソを支持する業界団体も乗り出した。一九五九年九月には日本化学工業協会の大島竹治理事が水俣を訪れ、すでに調査済みで否定されていた旧海軍の「爆薬説」をむし返している。爆薬説は、一九五七年春に戦前にチッソ水俣工場長だった橋本彦七水俣市長が、「終戦時に軍が捨てた毒物だろう」と言いはじめたのが最初であるとされる。しかし、熊大研究班の調査で、一九五九年二月までにその可能性は否定されていた。

これに対し、厚生省食品衛生調査会の「水俣食中毒特別部会」（代表鰐淵健之熊本大学元学長）は、一九五九年一〇月六日、熊大研究班の発表を支持し、水俣病の原因は有機水銀化合物であるとの中間報告を発表した。

しかし、通産省は耳を傾けず、軽工業局長から厚生省公衆衛生局長に「水俣病の対策について」と題する文書を一一月一〇日になり、発している。

当省としては、現在までのところその原因と言われている魚介類中の有毒物質を有機水銀化合物と考えるには、なお多くの疑点があり、従って、一概に水俣病の原因を新日本窒素肥料株式会社水俣工場の排水に帰せしめることはできないと考えている。〔後略〕

同日、通産省は水銀を使用している全国のアセトアルデヒド製造工場と塩化ビニール工場にも通達を発し、工場廃水における水銀の含有量などを調査して、一一月三〇日までに通産省有機化学第一課長宛てに秘密裏に報告するよう求めている（第2章81頁参照）。

「有毒アミン説」の主張と消滅

一九五九年（昭和三四）一一月一一日に開催された「水俣食中毒に関する各省連絡会議」で、水俣食中毒特別部会の代表、鰐淵健之熊本大学元学長が熊大研究班の結論である有機水銀説を主張。通産省の反論に対し、チッソ水俣工場の排水の提供を求めると、「通産省の許可が必要」「許可願を出せば三ヵ月ぐらいで許可されるかも知れない」と引き伸ばし回答を受けた。

翌日、食品衛生調査会の水俣食中毒特別部会は、一〇月に行った中間報告の内容を渡邊良夫厚相に答申し、厚相は閣議にかけた。だが、池田勇人通産相が「有機水銀が工場から流出したとの結論は早計」と反対。これ以上の原因究明は厚生省だけでは困難であるという理由付けで水俣食中毒特別部会は解散する。

議論の場は翌一九六〇年一月、経済企画庁が主管する「水俣病総合調査研究連絡協議会」（共管・通産省・厚生省・水産庁）に移される。ここでは清浦雷作東京工業大学教授（応用化学）が「有毒アミン説」を繰り広げただけで、会議は開かれなくなった。ちなみに、「有毒アミン説」とは、水俣の貝から分解したアミンという成分をネズミに注射すると水俣病に似た病気を起こすというもので、当時のマスメディアはこれに飛びついた。

九月に爆薬説を展開した日本化学工業協会は、翌一九六〇年四月八日に「水俣病研究懇談会」を設けてここで「有毒アミン説」を展開した。汚染原因は不明という印象を世に伝えていたが、委員長を務めていた日本医学会の田宮猛雄会長の死亡によって、なんら結論を出さずに、一九六三年に自然消滅する。

第二漁民騒動と浄化装置サイクレーター

熊大研究班が、水俣病の原因をチッソによる有機水銀であろうと発表し、厚生省の水俣食中毒特別部会も、それを支持していた。しかし、チッソは反論を繰り広げていた。状況が変わらないなか漁業被害は続き、生活の糧を失った漁師や患者家族の生活は、困窮を極めていた。

一九五九年九月三〇日、県漁連ではチッソと漁業補償交渉を行うことや、それが拒否された場合は、「操業不能になるほど徹底的にやる」、つまり実力行使の話が持ち上がった。

一一月二日、八人の国会議員団が初めて現地調査に訪れた際、一行は漁民や患者家族を中心とした四〇〇〇人のデモ隊に迎えられることとなった。「水俣病患者家庭互助会」（会長渡辺栄蔵氏、一九五七年八月に結成）の陳情に加え、患者家族からの涙の訴えを受けた。百間港はチッソに交渉を求める大船団であふれ、不知火海の漁民たち二〇〇〇人が市内をデモ行進した。しかしチッソは団体交渉を拒絶、デモの一団は工場に乱入して、待機していた警官隊と激しくもみ合い、一〇〇人余りの負傷者と三五人の逮捕者を出す。これはのちに「第二漁民騒動」と呼ばれることになる。

このとき、県漁連とチッソからの依頼で、知事と県議会議長、水俣市長、町村会長、熊本日日新聞社からなる不知火海漁業紛争調停委員会が設置される。そして、一二月一七日に浄化装置「サイクレーター」設置のほか、新たな損失補償三五〇〇万円、立ち上がり資金六五〇〇万円などの調整案がまとまった。

先述の通り、もともと第一次漁民騒動の際、チッソは漁民に対し、一九六〇年三月までに排水浄化装置を設置すると合意した。また、実は通産省軽工業局長が一九五九年一一月に通達「水俣病の対策について」でも指示をしていた。チッソは浄化装置「サイクレーター」を発注し、第二漁民騒動直後の一九五九年一二月一九日にそれを前倒しで完成させる。

完工式には通産省の出先機関である福岡通産局長と熊本県知事が招かれ、その席上、チッソの吉岡喜一社長はサイクレーターの「処理水」を飲んで見せたりもした。

ところが、サイクレーターについては、三〇年を経て隠蔽されていた事実が明らかになる。サイクレーターを受注した水処理会社の設計担当者は、一九八五年の法廷で、チッソが発注した設計仕様には水銀の除去機能は要求されていなかったこと、さらには水銀を除去できないどころか、アセトアルデヒド製造工程の排水はサイクレーターを通過させていなかったと証言したのである（『水俣病の悲劇を繰り返さないために』）。

見舞金契約――一つの区切り

第二漁民騒動に続いて、水俣病患者家庭互助会は被害者七八人分、二億三四〇〇万円の補償をチッソに要求した。

水俣病患者家庭互助会は、もともとは交渉団体ではない。水俣病に倒れ、働き手を失い生活が困窮した患者家庭が細々と支え合う会だった。しかし一九五九年一一月二八日からは水俣工場の正門前に座り込み、漁業補償のために一一月に設置された不知火海漁業紛争調停委員会に、患者への補償も加えるよう求め、一二月一日には県庁に調停を依頼した。

この要求に対して、年の暮れ迫る一九五九年一二月三〇日に提示された案が「見舞金契約」だった。

これはチッソの責任を明らかにしないことを前提に、チッソが水俣病患者に見舞金を交付するというものだった。死亡者には三〇万円と死亡時までの年数に一〇万円を乗じた金額を、生存者には発病からの年数に一〇万円を乗じた額と今後毎月一〇万円を支払う。そして支払う対象者の認定を国が選んだ専門家で構成する「水俣病患者審査協議会」が行うとしていた。

ところが、契約は条件付きで、将来、水俣病がチッソの工場排水に起因しないことが決定した場合は、見舞金の支払いを打切る、また、水俣病がチッソの工場排水が原因であるとわかった場合でも、患者は新たな補償金の要求を一切行わないとされ、患者には明らかに不利な内容だった。しかし、水俣市はこの条件を支持して患者を説得、契約がまとまった（ただしこの見舞金契約はのちの裁判で公序良俗に反するとして無効となる）。

この一九五九年、チッソのアセトアルデヒド生産量はピークに達していた。

メチル水銀生成の再現

一九六二年（昭和三七）八月までに熊大研究班は、アセトアルデヒド工場の水銀滓と水俣湾のアサリからのメチル水銀の抽出に成功した。翌年二月に正式に発表した。また他大学に移っても研究を続けた喜田村正次教授は、一九六五年一一月には、アセトアルデヒドの製造過程でメチル水銀が生成されることを再現している。

翌一九六六年九月にはミュンヘンで開かれた第三回国際水質汚濁防止会議でも水俣病と新潟水俣病について報告された。水俣病の原因物質が工場排水に含まれるメチル水銀化合物であることは、もはや国際認識だった。

しかし、この間、サイクレーターで汚水が処理されたことになり、見舞金契約で患者家族は物を言えなくなり、一部の研究者を除いては、国内では水俣病問題の空白期間となっていた。熊大研究班が、初めて直接、アセトアルデヒド工場からメチル水銀を検出したという重大なニュースが、チッソの責任問題へと発展することなく過ぎていった。

胎児性水俣病

水俣病の原因特定と同様に、解明に困難をきたしたのが胎児性水俣病だった。胎児性水俣病とは、魚介類を食べて水俣病を発症するのではなく、母親の胎内で胎盤を通してメチル水銀化合物に汚染され、小児麻痺に似た症状を先天的に持って生まれる水俣病である。

当時の医学の常識では、「胎盤は毒物を通さない」とされていたため、「脳性小児麻痺」と診断されていた。ところが、通常では脳性小児麻痺の発生率は〇・〇二～〇・二％であるのに対して、水俣病の発生地域ではそれが九%にも及んでいた（『水俣学講義』）。一九五九年から六一年までに、脳性小児麻痺の発生頻度の高さを報告した論文が何本も書かれている。

熊大の小児科医、長野祐憲は、脳性小児麻痺一五例を検査し、同地区に暮らす健康と思われた小児の毛髪水銀値も高いことなどを報告したが、「水俣病との関係については断定できない」とした。小児科医の柿田俊之は発生時期や場所が水俣病と完全に一致し、家族内に水俣病が多発しているとしながらも「水俣病との関連を直ちに決定づけることはできない」と報告した。彼らは医学の常識に縛られていた。（『不知火海沿岸住民の保存臍帯のメチル水銀値』）

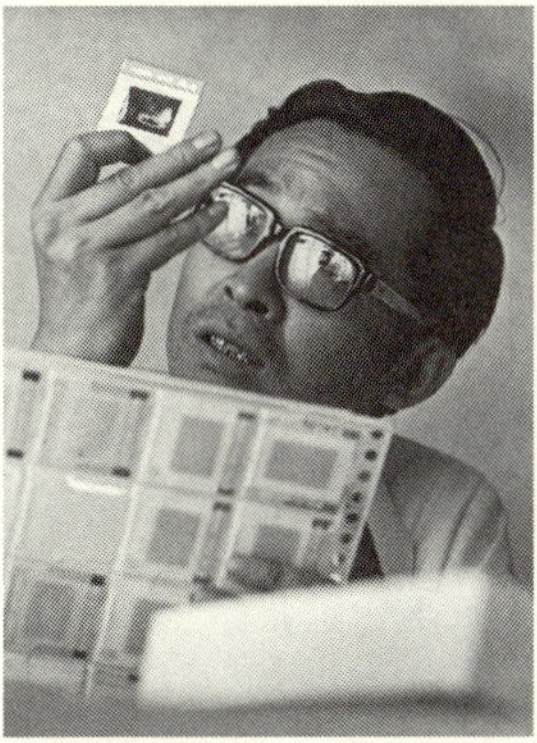

1-5　原田正純

医学の常識にとらわれることなく患者に耳を傾けた医師が一九六一年に現地を訪れた。熊本大学神経精神科の医師原田正純だった。原田は患者が多発した湯堂で一人の母親と出会い、医学の常識が誤っていたことを教えられる。その出会いを原田は次のように語っている。

うろうろしていたら、兄弟がいまして、兄弟が縁側で遊んでいるんですけど、二人とも同じ症状なんです。私は、二人とも「水俣病ですね」と言ったら、お母さんが、「お兄ちゃんは水俣病だけど、下の子は水俣病でない」と言うんです。それで、私は思わず、「どうして」って聞いちゃったんです。そしたら、怒られたんです、お母さんから。「どうしてってありますか」と、「先生たちがそう言ってるじゃないですか」と。

（「新潟水俣病問題に係る懇談会議事録」二〇〇七年三月二七日）

その母親からは、兄は魚を食べて発病したから小児水俣病だが、弟は魚を食べていないから生まれつきだと医師たちに言われたと説明される。原田はその説明に納得する。だが、原田は母親からそういう子どもがたくさんいると聞かされ、定説が間違いではないかと考えるようになり、疫学調査をはじめる。

一方、一九六二年、生まれつき水俣病ではないかと疑われつつ亡くなった二児を熊本大学の武内忠男が解剖し、有機水銀を検出する。これにより、世界で初めて、胎児性水俣病の存在が立証され、「胎盤は毒物を通さない」という定説が間違いであると証明された。原田はこれを踏まえて、一七人を診察して一一月に「同一症状であるから同一原因による同一疾患である」と発表した。

また、原田は出産後のへその緒に残っている水銀を調べることでも胎児性水俣病が証明できることを考えつく。原田が二〇〇九年に創刊した『水俣学研究』には、一九四〇年から八

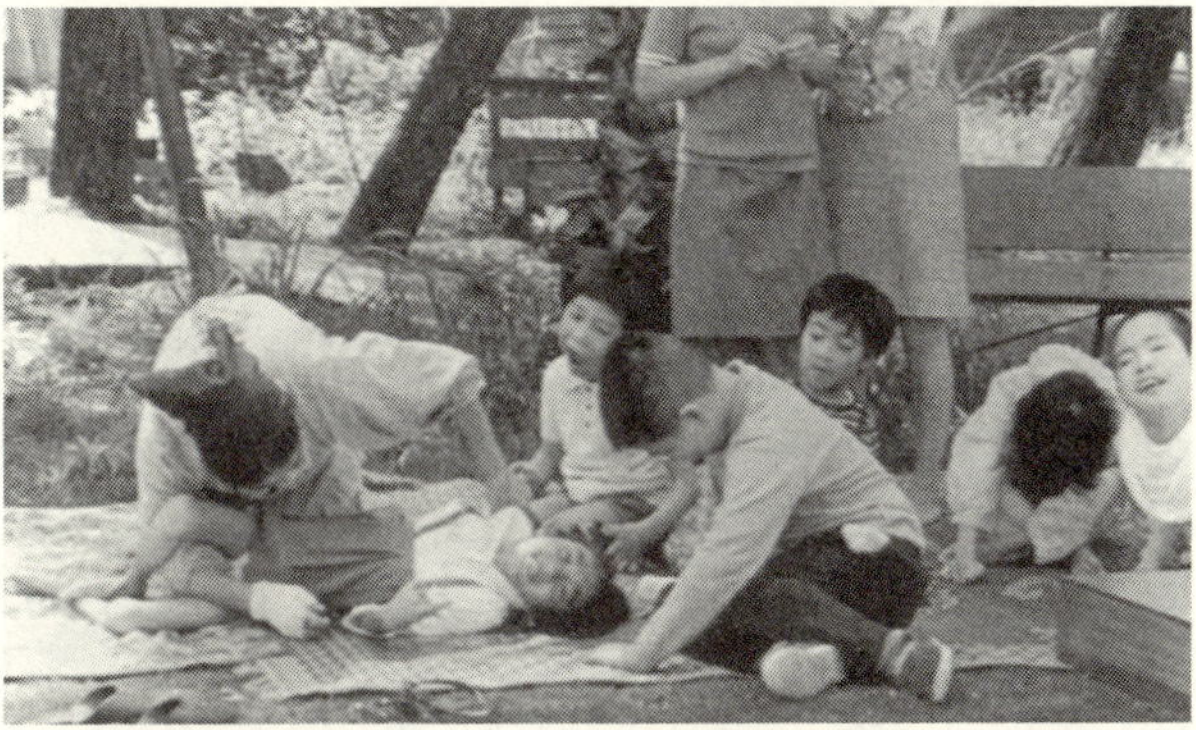

1-6 胎児性水俣病の子どもたち，1970年　水俣市湯の児リハビリテーションセンター

1-7 臍帯のメチル水銀量とアセトアルデヒド月生産量

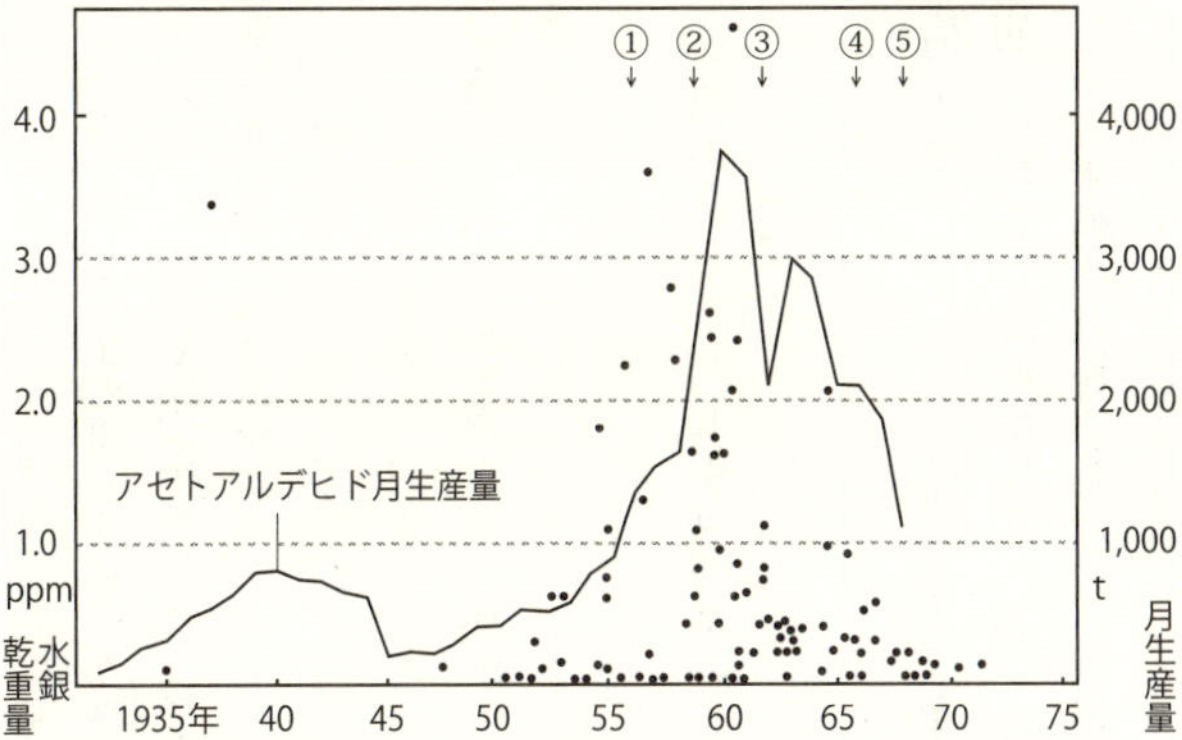

・印は生まれた年月と含有メチル水銀を表わす．
①正式に水俣病が発見された年．②水俣病の原因が工場排水によるメチル水銀中毒が明らかになった年．③長期の労働争議による生産低下した年．④排水を閉鎖循環式に変更した年．⑤アセトアルデヒド生産中止

〇年生まれの二九九人の子どもの臍帯（へその緒）の水銀値データと分析結果が収められている（1-7）。分析結果が示す通り、アセトアルデヒドの生産量（実線）が多いときに、へその緒から検出される水銀値が高い。原田はこれを、「環境が汚染されれば子宮が汚染されるということ」と述べている（「新潟水俣病問題に係る懇談会議事録」）。

なお、この二九九例には患者氏名が記されていない者も含まれており、二〇一三年現在確実に把握されている胎児性水俣病患者数は六六人（うち死亡者一三人）である。だが、近年、鹿児島市内の施設にいた二人が胎児性患者であることがわかるなど、水俣病と気づかれず、いまなお過ごしている被害者がいる可能性もある。

II　終わらぬ訴訟——チッソ敗訴と一九七七年判断条件

アセトアルデヒドの製造停止と政府統一見解

一九五九年（昭和三四）、チッソ本社は千葉県五井に新たな石油化学工場を建設しようと動いた。千葉県漁業組合連合会が水俣病の発病への懸念を理由に反対決議を行うと、チッソは「［水俣とは］異なる製造プロセスを採用するので水俣病は発生しない」と説得にあたった。

一九六二年六月一五日、チッソは五井にチッソ石油化学株式会社を設立し、一一月には、水銀を使わない石油を原料とするアセトアルデヒド製造工場が完成した。

並行して水俣工場では、一九六二年春、四年間賃金を固定し、労働争議権の放棄を求めた経営合理化を図り、労働組合が拒否すると、合理化に理解を示す第二組合を新設して従業員同士を争わせた。そして第一組合は、この争議で自分たちが切り捨てられて初めて自分たちが会社と一体となり水俣病患者を孤立無援にしていたことに気づく。一九六八年に「今まで水俣病と闘いえなかったことは、正に人間として労働者として恥ずかしいことであり、心から反省しなければならない」と「恥宣言」を行った。結局、一九六五年までに水俣工場の人員は、五年前の三四一九人から二九〇一人に減少した。アセトアルデヒド生産の軸足も、五井の石油化学工場へ移した。

一九六五年、新潟の阿賀野川でも有機水銀中毒が発生し、公害は誰にとっても看過し得ないものとなり、一九六七年六月から六八年三月までに、新潟水俣病、四日市ぜんそく、イタイイタイ病の患者が公害被害に対して損害賠償を求めた裁判がはじまる。

国会では一九六七年八月に公害対策基本法を成立させ、事業者、国などの公害防止に関する責務を謳い、公害とは何かを定義し、健康がすべてに優先するという原則を打ち立てた。

その間、一九六六年になってチッソはようやく水俣のアセトアルデヒド工場に初めて排水循環方式を完成させ、外部への排水を止め、六八年五月にはついにチッソは水俣工場でのアセトアルデヒド生産を停止した。

この一九六八年五月、国会が政策転換の舞台として使われた。この三年前に新潟水俣病が発生した新潟県を地盤に持つ杉山善太郎参議院議員（社会党）が「政府の統一見解なるものが〔中略〕国の責任において国民の前に公表される責任と義務がある」「〔一九六六年に鈴木善幸元厚相が〕年内にはむずかしいだろうけれども、明けたならと〔中略〕の理解をしておられた」「タイミングの面からいけば、しょせん去年中に出ることが常識的だ」「このままの状態じゃ、第二の水俣病が新潟で食い止まらずして、第三のほうへも行く」と迫ったのだ。これに対し園田直厚相が、「国としての責任においてこれに対する判決――判決と申しますか、裁定を下したい」と答弁した。

九月に入ると、水俣病と新潟水俣病の原因をそれぞれチッソ水俣工場と昭和電工（第2章で詳述）のアセトアルデヒド製造工程中で副生されたメチル水銀化合物であることを厚生省、科学技術庁が断定する。これが「政府統一見解」であるとされた。

以降、アセトアルデヒドの生産拠点を五井工場に移し終え、水俣工場での生産を四ヵ月前に完了していたチッソは、あっさりと原因企業であることを認め、社長が頭を下げて被害者家庭を回りはじめることになる。

確約書をめぐる「互助会」の分裂

この政府統一見解が出る前の一九六八年（昭和四三）一月、新潟水俣病の患者、弁護士らが水俣を訪れていた。水俣病患者家庭互助会の中津美芳会長は、司法に訴えた新潟水俣病患者を前に、こう挨拶している。

私たちが第一回目の患者なのだから、あくまでも頑張って、命をかけて闘っていたら、新潟のあなた方を第二の水俣病患者にさせて苦しませなくてもよかった。一二年前のあの頃は、世間も公害に関心がなく、チッソあっての水俣市だったため、患者以外の市民・労働者はすべて私たちの敵でした。〔中略〕泣く泣くわずかな見舞金で手を打ったために、あなた方に大変な迷惑をかけました。申し訳ありませんでした。

（「新潟水俣病現地見学会資料」）

そして、九月の政府統一見解を受け、互助会が試みたのは提訴ではなく、新たな補償交渉だった。ところが、チッソは、国に補償額の目安を示してくれるように依頼したと回答するのみであり、かわりに厚生省が斡旋に乗り出してきた。ただしそこで患者が突きつけられた条件は厚生省が委員を選んで設置する「水俣病補償処理委員会」の結論には異議なく従うと

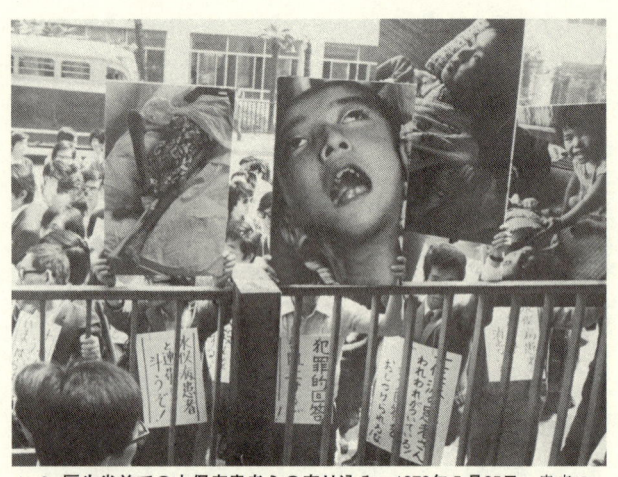

1－8　厚生省前での水俣病患者らの座り込み，1970年5月25日　患者の写真パネルを掲げて抗議する患者や支援者

いう「確約書」の提出だった。

この受諾をめぐって互助会は意見が割れる。一九六九年四月五日の総会で厚生省の斡旋に頼る「一任派」五四世帯と、確約書は白紙委任状に過ぎないとして提出を拒否する「自主交渉派」三四世帯に分裂した。

一任派は四月一〇日に確約書を厚生省に提出し、一九七〇年五月二七日に、示された補償額（死亡者は一時金一七〇万～四〇〇万円、生存者へは一時金八〇万～二二〇万円、年金一七万～三八万円）に同意した。

他方で自主交渉派は、チッソに再度交渉を求めたが拒否されて、三四世帯のうち二八世帯が提訴を決める。ここにきてようやく水俣病の裁判がはじまるのである。

四大公害病、〝最後〟の提訴

一九六九年（昭和四四）六月一四日、二八世帯一一二人の原告が、チッソを相手取り、六億四二三九万四四四四円の損害賠償を求める裁判を熊本地方裁判所に起こした。そこでは、チッソがメチル水銀化合物が混入した廃液を無処理のまま一九三二年から六六年まで海域に放出、危害を防止する義務を怠り、魚介類にメチル水銀化合物が蓄積され、それを食べた人に発症した水俣病被害について損害を求めていた。

訴訟のリーダーとなった渡辺栄蔵原告団長は熊本地方裁判所の正門の前でこう挨拶した。「皆さん、私たち水俣病患者は、たったただ今から国家権力と立ち向かうことになりました」（『水俣病救済における司法の役割』）。「チッソ城下町」と言われた水俣市でチッソを相手に裁判を起こすことは、国と一体でもある地域の支配者に立ち向かうことだった。

その意味は、裁判がはじまってすぐに弁護士たちが実感することになる。協力を得られると思ったチッソ従業員から「会社に都合の悪いことを証言すれば、会社から解雇されてしまう」と言われ、周辺住民からも、「チッソを批判するようなことを証言したら、私たちはここに住めなくなります」と証人としての出廷を断られたからだ（『沈黙の海』）。「チッソあっての水俣」という市民感情は堅牢《けんろう》だったと、弁護団事務局長を務めた千場茂勝弁護士は述べている。

不法行為の立証

損害賠償裁判で被告に賠償金を支払わせるためには、三つの要素で不法行為を立証する必要がある。第一に被告の責任と損害の結果の因果関係の立証、第二に故意または過失の責任の立証、第三に損害の発生の立証である。

だが、従業員や周辺住民の協力が得られなければ立証は困難であり、多難な裁判がはじまった。

対する被告チッソは、アセトアルデヒド製造工程で有機水銀化合物を海中に放出したことは認めた。だが、それが水俣病の原因であることは、一九六二年半ば頃に初めて明かされたこと（熊大研究班がアセトアルデヒド工場の水銀滓からメチル水銀を抽出したこと）であって、チッソはもとより専門家でさえ知りえなかったとし、過失でも故意でもなく、自らに責任はないと主張した。

また被告は一九五九年に結んだ見舞金契約を持ち出し、「和解契約が締結されている。被告は原告らに対して慰謝料を含む相当額の損害賠償を支払っている」（『法律時報』一九七二年四月号臨時増刊）と主張した。

「工場汚悪水論」による過失立証

一九六二年（昭和三七）以前は知らなかったと主張する被告に対し、五五年以降から起きていた水俣病被害を賠償させるために、原告側が到達した考え方は「工場汚悪水論」だった。つまり、有機水銀化合物が原因物質であったか否かにかかわらず、化学工場から排出される汚水には何が含まれているかわからない。排出者にはもともと十分な注意義務がある。一九五〇年頃から酷くなった汚染は、水俣病の発見で決定的になるが、記録を遡《さかのぼ》ると漁業被害は一九二五年頃からあり、チッソが補償に応じてきた事実を掘り起こしていく。実際、チッソに補償を求めた漁業組合の請求の書状には、「工場汚悪水」の文言があり、弁護団はこの発想を、「工場汚悪水論」と名付けてチッソの過失を立証しようとした。

また、見舞金契約については、ネコ実験ですでに明らかだった因果関係を隠蔽《いんぺい》して患者家族の窮状に付け込んで低額の見舞金契約を結ばせたもので、公序良俗に反すると主張した。

そして法廷である。当初から、過失を立証するための証人探しに苦慮した原告弁護団は「敵性証人」の「主尋問」を考えていた。敵性証人とは、被告の立場に立つ人を、原告側が「証人」とすることを言う。主尋問とは証人を呼んだ側が尋問を行うことで、「反対尋問」は相手が出した証人を尋問することである。

通常であれば、まずは原告に有利な証人を呼んで、打ち合わせをしたうえで、主尋問によって原告に有利な証言を得て立証を進めていく。一方で、被告側証人への反対尋問は被告に有利な証言を打ち消したり、価値を低めるために行う。これに対し敵性証人は、「敗訴が避けられない訴訟で、味方の傍聴人の前で相手を徹底的に叩き、溜飲を下げさせる時に限る」(『沈黙の海』)のが鉄則だった。

結局、過失を立証するための証人を得られず、原告側弁護団は「敵性証人の主尋問をやるしかない」と腹をくくる。

まず最初に選んだのは、水俣病公式確認の翌年一九五七年からチッソ水俣工場の工場長を務めた西田栄一元工場長だった。法廷に現れた西田に原告弁護団は、チッソに提出させた膨大な資料から見つけ出した実験ネコ三七四号に関する二つの記載について尋問した。

一九五九年一〇月、水俣病が原因不明とされていた当時、チッソは熊大研究班による有機水銀説に対する反論書で、工場廃液をかけた餌を食べた実験ネコ三七四号が「衰弱死、発症せず」と記載していた。ところが、その反論書の根拠となった実験記録には「後肢マヒ、九月二八日屠殺解剖」と記載されていた。実験記録が真実なら、反論書は虚偽である。

原告側による主尋問の回答を避け続けたものの、結果的には西田は虚偽記載を認め、「発病・屠殺ならばチッソはクロになり、衰弱死の場合はクロなのかシロなのか分からなくなる」と証言をした。実験ネコ四〇〇号に関する細川証言とともに重要な証言であり、一九六二年以前、チッソは知らなかったという主張はここに崩れることになる。同様に一九五七年、五八年、五九年と新聞記事や県が出した報告書にすら出ていた汚染の事実に対して、チッソが何も対策を打たなかった過失を原告側弁護団は立証していった。

「熊大第二次研究班」による解明

裁判と並行するかたちで一九七一年（昭和四六）、熊本大学医学部に「熊大第二次研究班」が設置された。その住民検診の結果、それまで知られていなかった多くの患者の存在も明らかになっていく。被害者は漁村にとどまらず、水俣市中心街の商店やチッソで働く従業員にもいることがわかり、これによって裁判で証人に立つ人が現れていった。

従業員たちは、チッソ創業者の野口遵が中間管理職以上に「職工を人間として使うな、牛馬と思って使え」と言っていたこと、触媒《しょくばい》に使う硫酸水銀の分析で若い青年が三人立て続けに死んだこと、水銀の取り扱いがずさんで、一日の作業が終わると作業着のポケットにポロポロと入っていたことなど、危険な労働環境の証言が行われ、人命を軽視するチッソの企業体質が明らかになっていった。

一九七二年一〇月一四日に結審したが、追加提訴により原告数は三〇世帯、一三八人に、賠償請求額は慰謝料を増額し一五億八五〇〇万円になっていた。当時最大の公害裁判である。

地裁判決——いわば人体実験

一九七三年（昭和四八）三月二〇日、熊本地方裁判所は、チッソに対し、患者世帯に損害賠償を支払うよう求める判決を下した。賠償額は死亡した患者に一八〇〇万円、重症患者一七〇〇万円、比較的症状の軽い患者に一六〇〇万円とされた。原告の全面勝訴だった。判決要旨は次の通りだ。

化学工場が廃水を工場外に放流するにあたっては、常に最高の知識と技術を用いて廃水中に危険物混入の有無および動植物や人体に対する影響の如何につき調査研究を尽してその安全性を確認しなければならない。また、万一有害であることが判明し、あるいは又その安全性に疑念を生じた場合には、直ちに操業を中止するなどして必要最大限の防止措置を講じ、とくに地域住民の生命・健康に対する危害を未然に防止すべき高度の注意義務を有する。

被告は、予見の対象を特定の原因物質の生成のみに限定し、予見できなかったとする観点に立って、何ら注意義務がなかった、と主張する。しかし、このような考え方をおしすすめると、環境が汚染破壊され、住民の生命・健康に危害が及んだ段階で初めてその危険性が実証されることになる。それまでは危険性のある廃水の放流も許容されざるを得ず、その必然的結果として、住民の生命・健康を侵害することもやむを得ないことになり、住民をいわば人体実験に供することにもなるから、明らかに不当といわなければならない。

なお、見舞金契約は公序良俗に反するため無効とする。

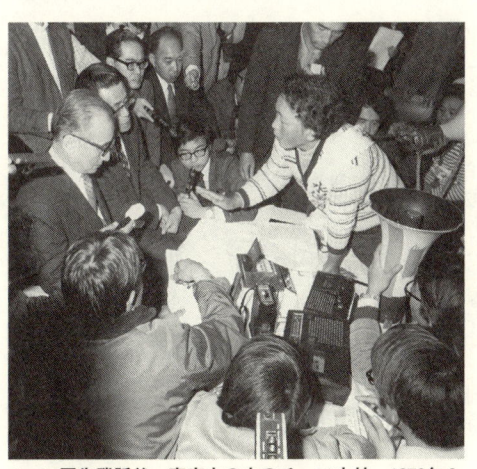

1‐9　原告勝訴後，東京丸の内のチッソ本社，1973年３月22日　島田賢一社長（左）に誓約書への捺印を求めて詰め寄る患者代表．誠意をもって償うと書かれていた

当時の島田賢一チッソ社長は、判決前にすでに水俣市内で「敗訴になっても控訴しない」との会見を行っており、判決は確定した。

水銀パニックと「一九七七年判断条件」

熊本地裁での判決から四ヵ月後の一九七三年（昭和四八）九月、国会は「公害健康被害補償法（公健法）」を成立させた。これは一九六九年に成立した「公害健康被害救済法」を改正したものだ。県が設置した審査会が、認定申請した公害患者を審査・認定し医療費と慰謝料の意味合いを持つ補償を給付する仕組みである（167頁コラム参照）。

裁判と並行するかたちで水俣病についても、公害健康被害救済法によって、熊本県の水俣市と葦北郡《あしきたぐん》の三町と鹿児島県出水市が汚染地域に指定され、審査・認定が行われ医療費が給付されていた。さらに一九七三年に成立した公健法によって損失補償や慰謝料が受けられるようになる。しかし、水俣病の問題は、この制度ゆえに、これでは終わりにならず、四つの問題を生んだ。

第一の問題は、水俣病の定義が法律にはなく、審査の考え方によって、患者の認否が変化したことだ。熊本県の審査会では、当初、有機水銀中毒の複数症状の組み合わせ（「ハンター・ラッセル症候群」）を重視して判断をした。しかし、一九七〇年に認定を棄却された患者が国に審査請求し、厚生省（一九七一年以後、環境庁）が、「あまりにも固定的な狭い認定条件に驚いて」、熊本県の審査会に判断し直すよう差し戻した（『慢性水俣病』）。これをきっかけに、当時の大石武一環境庁長官の「疑わしきは認定せよ」の理念に基づき、一九七一年八月、環境庁事務次官が、「当該症状が経口摂取した有機水銀の影響によるものであることを否定し得ない場合においては」認定するよう県に通知する。

ところが、「水銀パニック」と言われる現象が起きると状況が一変する。それは、一九七三年五月に熊大第二次研究班が最終的に発表した住民検診の結果が引き金となった。そこでは患者がいないはずの有明海地域でも水俣病と区別できない患者や疑いがある患者が見つかる。また、同時期に、新潟の医師と研究者の調査により、新潟県の阿賀野川に続いて関川流域でも水俣病類似の患者が見つかり、第三、第四の水俣病ではないかと騒然となったからだ。

国はそれぞれ「有明海周辺住民の健康調査検討委員会」、「環境庁水銀汚染調査検討委員会健康調査分科会」を設置し、一九七四年までに両地域の患者とも水俣病ではないと否定して収束を図った。この後、熊本県は有明海地域を調査した学者を認定審査会から外す。また、国は、一九七七年三月、石原慎太郎環境庁長官のもと、環境庁企画調整環境保健部長名で「後天性水俣病の判断条件について」（以後、「一九七七年判断条件」）を通知する。

これは水俣病認定の条件を、魚介類に蓄積された有機水銀を摂取したことがあることと、手足の指先の感覚が鈍いなどの感覚障害に加えて、運動失調、運動失調の疑い、平衡機能障害、両側性の求心性視野狭窄、中枢性障害を示す他の眼科または耳鼻科の症候などとの組み合わせがあること（つまりハンター・ラッセル症候群に相当）としたものだ。

さらに一九七八年七月に環境事務次官通知「水俣病の認定に係る業務の促進について」で、「医学的に見て蓋然性が高い場合」と抽象的な概念を加え、死亡者などについては「所要の

事件名（通称）	提訴日	原告	被告	内容	判決／和解
溝口訴訟	2001年12月18日	患者遺族1人	熊本県	棄却処分の取り消し，認定義務付け（05年10月28日）	08年熊本地裁で原告敗訴，控訴．12年福岡高裁で原告勝訴，被告上告．13年3月15日最高裁で原告勝訴
ノーモア・ミナマタ国賠訴訟	2005年10月1日	不知火患者会 第1陣から20陣まで2992人	国・熊本県・チッソ	水俣病であることの確認と国・県・チッソへの賠償請求	東京，熊本，大阪地裁に提訴．2011年3月28日までに全地裁で和解成立
F氏訴訟	2007年5月16日	2004年の関西訴訟勝訴原告1人	国・熊本県	棄却処分の取り消し，認定義務付け	10年7月16日，大阪地裁で原告勝訴，熊本県のみ控訴．12年4月12日原告敗訴，上告．13年3月15日最高裁で原告勝訴
第二世代訴訟	2007年10月11日	水俣病被害者互助会9人	国・熊本県・チッソ	国・熊本県・チッソの責任．行政認定されていない胎児性，小児性水俣病賠償請求	係争中

注：第一次訴訟は「責任論」のみ問うたが，それ以外は「責任論」とともに「病像論」（水俣病であるかどうか）も問うた

1-10 熊本の水俣病に関する主な裁判

事件名（通称）	提訴日	原告	被告	内容	判決／和解
第一次訴訟	1969年６月14日	患者と家族，29世帯112人	チッソ	チッソへの賠償請求	73年３月20日原告全面勝訴．一人当たり1,000万～1,800万円支払い命令．チッソ控訴せず
第二次訴訟	1973年１月20日	認定棄却患者など14人，141人の家族	チッソ	棄却患者が水俣病であることの確認，チッソへの賠償請求	79年３月28日，14人中12人水俣病とする熊本地裁判決．85年８月16日控訴審５人中４人が水俣病と判決．他９人は行政が認定．確定30日
行政訴訟（棄却取消）	1978年11月８日	棄却患者４人	熊本県・環境庁	棄却処分の取り消し	86年３月27日原告勝訴の熊本地裁判決．被告控訴．96年２月28日原告３人訴えを取り下げ，97年３月11日控訴審原告勝訴判決確定
第三次訴訟	1980年５月21日～96年３月31日（１～16陣）	保留，棄却患者1363人	国・熊本県・チッソ	水俣病であることの確認，国・県・チッソへの賠償請求	87年３月30日１陣と93年３月25日２陣が国・県に責任ありと原告勝訴の熊本地裁判決．国・県控訴．90年10月４日１～16陣に和解勧告，95年５月22日原告一部を除き，訴えを取り下げ和解
関西訴訟	1982年10月28日	関西在住の未認定患者59人	国・熊本県・チッソ	県外の患者が水俣病であることの確認，国・県・チッソへの賠償請求	92年12月７日に和解勧告．94年７月11日国県に責任なしの大阪地裁判決．原告控訴．01年４月27日逆転原告勝訴．国県上告．2004年10月15日，最高裁，国県の責任を認め，原告勝訴
東京訴訟	1984年５月２日	関東・鹿児島在住の未認定433人	国・熊本県・チッソ		90年９月28日和解勧告．92年２月７日１陣の64人中42人は水俣病，国県に責任なしの東京地裁判決．96年５月23日和解
京都訴訟	1985年11月28日	京都近郊在住の未認定患者141人	国・熊本県・チッソ		90年11月９日和解勧告．93年11月26日，46人中38人は水俣病，国県チッソに責任ありの京都地裁判決．96年５月23日和解
福岡訴訟	1988年２月19日	福岡近郊在住の未認定患者55人	国・熊本県・チッソ		90年10月18日和解勧告．96年５月23日和解

1-11 メチル水銀量と水俣病の症状の関係略図

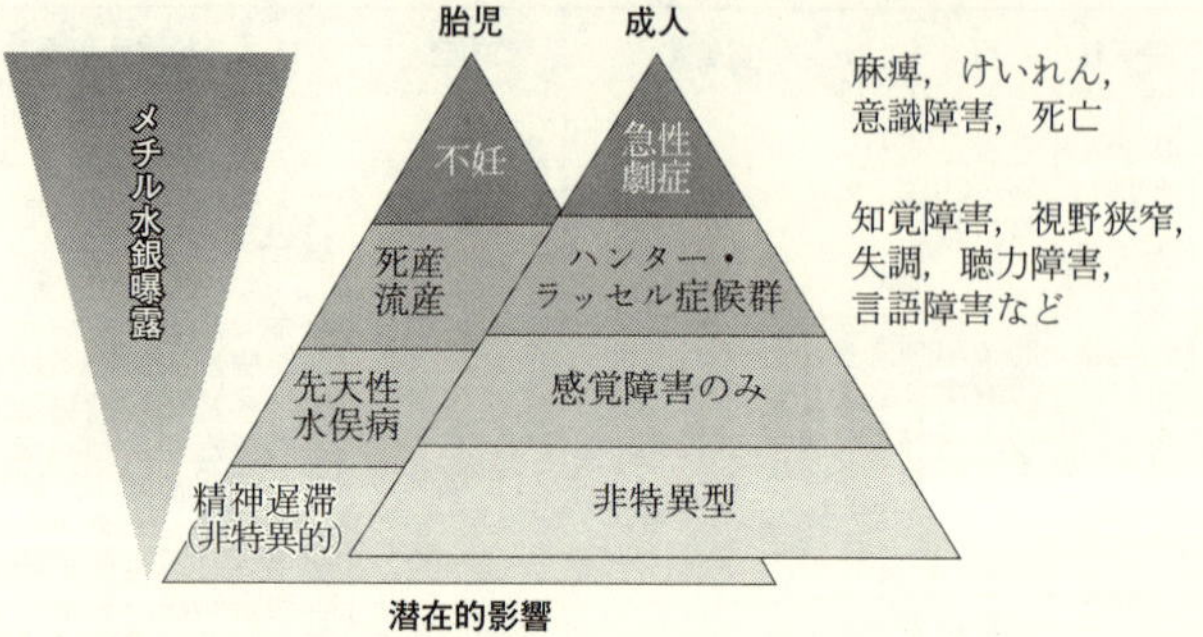

検診資料がなく、新資料を得る見込みなき場合は認定できない」と、棄却件数を増やしていった。

一九七七年判断条件と、患者が持っている症状にズレがあり、何が水俣病かを争う「病像論」が生じ、決着が裁判に持ち込まれるようになった、1-10に示すように、損害賠償請求に加えて病像論を争う訴訟や、認定棄却の取り消し訴訟、さらには、チッソだけではなく熊本県や国の責任に対する損害賠償請求が、関西、東京、福岡などに転居した人によっても提起されることとなった。

水俣病患者を診察してきた医師たちは、水俣病とは、1-11に示すように、メチル水銀による汚染の程度によって、水俣病発見当時に見られた全身の激しい痙攣をともなう「急性劇症型」から、感覚障害だけの患者もいるとしていた。そして、これらの考え方が裁判所によって採用されていくようになる。

チッソ主体の「補償協定」

第二の問題は、公健法で定めた「補償給付」が、チッソと患者との間に結ばれた「補償協定」で代替され、チッソ主体で運用されていることから、一部で生じはじめた問題だ。

もともと公健法は、被害者と加害者間で解決されるべき補償問題を国が法律で定めたものだ。しかしこの法律は、それに代わる補償の仕組みがあれば、患者はそのどちらかを選ぶことができる。そのため現在、認定患者はすべて、チッソとの「補償協定」を選び、「一時金」（症状の軽重に応じてAランク一八〇〇万円、Bランク一七〇〇万円、Cランク一六〇〇万円）と「年金」（症状の軽重に応じて一人月額一七万一〇〇〇円から六万八〇〇〇円）が支払われている。

まずチッソとの「補償協定」は被害者と加害者の長期交渉の末にできたという経緯がある。一九七〇年（昭和四五）に（慰謝料の支払いを含まない）公害健康被害救済法（旧公健法）に基づく認定を棄却された川本輝夫ら九人の患者たちが、行政不服審査請求でその判断を取り消させ、大石武一環境庁長官の裁決により、一九七一年に患者認定された際、チッソは、旧公健法は認定の趣旨（つまり慰謝料の有無）が違うとして、慰謝料をめぐって環境庁の「中央公害審査委員会」による解決を提案した。これに川本ら患者は、見舞金契約の二の舞を警戒して、真っ向から反対しチッソ本社前で座り込みを含む自主交渉を開始する。

一九七三年三月に第一次訴訟の判決が出ると、訴訟派の人たちも川本らの交渉に合流した。訴訟派は裁判によって自分たちが獲得した補償額が裁判を行っていない過去および未来の認定患者にも支払われるべきだと主張した。

これにより、三木武夫環境庁長官、沢田一精《いっせい》熊本県知事が仲介、日吉フミコ水俣市議らの協力で、一九七三年七月、関係者全員が合意し第一次訴訟判決に準じた補償協定を締結した。これ以後、一任派も含め、認定患者は全員がチッソとの補償協定を選択できることになった。それから四〇余年間、公健法に基づく補償は、チッソとの「補償協定」により運用されてきた。

しかし、いま新たな課題が見えてきた。世界に類のない水俣病患者や胎児性水俣病患者のなかに、高齢化にともなって、歩行可能だった患者が三〇代後半から四〇代後半にして歩けなくなる傾向が見えてきた。患者側はチッソに対して症状の軽重に応じた補償ランクの変更を求めているが、当事者とチッソ間の話し合いに委ねられ、チッソが応じない事例が生まれている。

政治解決策と最高裁判決

第三の問題は、問題の長期化に終止符を打つために導入した政治解決策によるさらなる長期化である。

国が裁判所の和解勧告にも応じないことから、被害者団体からは「生きているうちに救済を」と早期解決が叫ばれるようになる。

その打開策として出されたのが、一九九五年の村山富市政権（自民党、社会党、新党さきがけ連立政権）によるいわゆる「一九九五年政治解決策」である。一一月に関係当事者が合意し、一二月に「水俣病問題の解決に当たっての内閣総理大臣談話」が閣議決定された。

これは一九七七年判断条件では認定されない感覚障害だけしかない患者を県担当部局が判定して「救済する」もので、医療費の給付が行われた。これが本章の冒頭で述べた「水俣病総合対策医療事業」で、一九九六年八月までの期限付きで申請を受け付け、七二八六人（熊本県、鹿児島県）がこの事業の対象者となった。

これによって、ほとんどの原告患者は訴訟（第三次訴訟、東京訴訟、京都訴訟、福岡訴訟）を終結させた。

しかし、熊本から関西地域に移り住んだ原告は、最高裁の判断を仰ぎ、二〇〇四年に原告側が勝訴する。最高裁はこの判決で、国は水質二法（水質保全法、工場排水規制法）によって工場廃水を止める義務があったと認定。また、熊本県は熊本県の漁業調整規則に基づいて工場廃水を止める義務があったが、それを怠ったと判断した。また、この最高裁判決では、一九七七年判断条件では水保病と見なされなかった原告も、水保病特有な感覚障害があればメチル水銀中毒症状であると認められるとして、国と県に一人あたり八五〇万円から四五〇万円の賠償を認めた。

二度目の政治解決策

第四の問題は、二〇〇四年の最高裁判決を反映した認定基準の見直しを国が行わなかったことだ。認定をあきらめていた患者が、再び公健法に基づく認定申請を行いはじめ、増加した認定申請に対処しようと、国は二〇〇九年七月に、再び、政治解決策に乗り出し、新たな救済策「水俣病被害者の救済及び水俣病問題の解決に関する特別措置法（以後、二〇〇九年特措法）」をつくる。

この「救済」の対象も、一九九五年政治解決策と同様、魚介類に蓄積された有機水銀を摂取し、手足の指先の感覚が鈍いなどの感覚障害があれば「水俣病」として認定はしないが「水俣病被害者」として認めるものだ。期限（二〇一二年七月末）までに申請し、県の担当部局が該当すると判定すれば、水俣病に関する医療費の自己負担分の給付、療養手当（月一万二九〇〇円〜一万七七〇〇円）および原因企業からの一時金（二一〇万円）が支払われるとした。

この二〇〇九年特措法には、チッソの「分社化」を可能とする条文が含まれていた。分社化とは、営利事業を行う企業体と、その株を上場し、売却益を認定患者に生涯払う補償金をプールする株所有会社（チッソホールディングス）に分けるというものだ。

ただし、分社化の構想は一九七七年判断条件を前提とした患者数と補償額をもとにしたものであり、二〇〇四年の最高裁判決を反映して認定条件を見直せば患者数も補償額も増加すると考える原告や支援者とは相容れず、「水俣病問題の幕引きか」との批判があった。

また、法成立の翌年、チッソの後藤舜吉会長が、社内報「ALL CHISSO」で、分社化により「水俣病の桎梏《しっこく》から解放される」と年頭挨拶したことで「幕引き」批判は高まった。この規定は、環境相の承認を条件として保留されたままである。事業会社ＪＮＣ株式会社への事業譲渡は二〇一一年に行われたが、チッソホールディングス設立には、まだいたっていない。

二〇〇八年の「第二世代訴訟」

二〇〇九年特措法の制定前の二〇〇七年一〇月には、胎児期や幼少期にメチル水銀の汚染被害を受け、水俣病の認定を申請しながら棄却された者を含む原告九人が、国、熊本県、チッソに対して損害賠償を求める新たな訴訟（通称「第二世代訴訟」）も熊本地裁に提起された。

そのうちの二人は、佐藤英樹（一九五四年一二月七日、水俣市茂道生まれ）と妻・スエミ（一九五五年一一月二六日、芦北町女島生まれ）夫妻だ。二人は、それぞれ漁師家庭に育ち、朝昼晩、同じものを食べてきた家族のなかに認定患者がいたにもかかわらず、彼らは認定を棄却されていた。二〇一三年現在、係争中である。当時食べていたものは、魚と唐芋（サツマイモ）、それに麦ご飯が中心だ。朝ご飯は、エビナ（ボラの子ども）、ガラカブ（カサゴ）、キスゴ（キス）、ベラの味噌汁に、麦ご飯と漬け物、昼は、朝の味噌汁の残りや燠《おき》（炭）でキスゴ、コノシロを焼いて食べた。夕飯は、煮付けと刺身で、大家族で皿いっぱいに、コノシロ、エビナ、アジ、キスゴなど季節で獲れるものを盛って食べた。

不知火海沿岸で潜在患者二〇万人と繰り返し言われてきたのは、このような食生活を送った地域であり時代だったからだ。

二〇一三年、最高裁の二つの判決

二〇一三年四月一六日には、最高裁は一九七七年判断条件に基づいて認定を棄却した判断を取り消し、患者を認定するよう義務付ける判決を一日のうちに二つ出した。

一つは、二〇〇四年の関西訴訟最高裁判決で、いわゆる司法認定されたF（匿名希望）が、あらためて熊本県に行政認定申請を行ったが棄却されたためその取消しを求め再度二〇〇七年に起こした裁判だった。訴訟中に原告が死亡し遺族が訴訟を引き継いで原告がこの日、最高裁で勝訴した。

もう一つは、認定審査を熊本県に棄却された溝口チエの息子による裁判である。一九七四年にチエは認定申請を行ったが、一九七七年に死亡。手続が放置されている間にカルテがなくなり、申請から二一年後の一九九五年に棄却された。息子の秋生は二〇〇一年に熊本地方裁判所に提訴。一審の敗訴後、控訴し、福岡控訴審で次のように陳述していた。

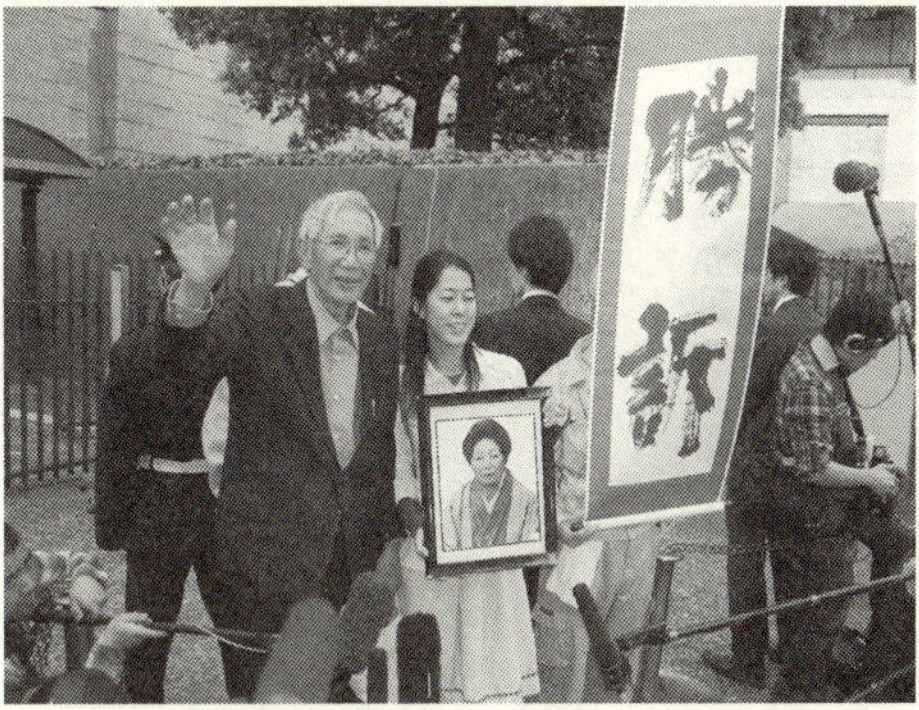

1-12 最高裁前で勝訴報告をする原告・溝口秋生，2013年4月16日

母チエの妹が先ごろ〔二〇〇八年〕亡くなりました。打たせ網の漁師に嫁いだ人です。水俣病患者として認定されていました。この叔母さんから母はたくさんの魚をもらっていました。叔母さんの娘も認定患者です。叔母は神川《かみのかわ》、娘は冷水《ひやすじ》と、二人とも母が嫁いだ我が家と同じ水俣市袋地区内に住んでいました。

私の家を中心にして半径二キロで円を書いたら、その中には三〇〇〇人をくだらない認定患者がいるはずです。そうして認定されていない被害者の数はその何倍にもなるはずです。関西水俣病最高裁判決以後、新しく名乗り出た認定申請者が六千人にもなっています。裁判長、驚くべきことだとは思いませんか。恐ろしいことだと思いませんか。水俣病公式確認から五二年も経ちながら、まだ水俣病被害者の真の調査、真の救済は、まったくなされていないのです。

（二〇〇八年六月一六日、福岡高等裁判所、第一回口頭弁論）

福岡高裁で溝口は勝訴したが、熊本県が上告した。二〇一三年四月の最高裁で勝訴はしたが認定申請から三九年、水俣病の公式確認からは五七年目である。

不知火海が辿ったその後

食品衛生法に基づく漁獲禁止が適用されず、漁師たちの自主規制に任された水俣周辺の不知火海はその後、どうなったのか。

一九六二年四月、水俣市漁協は、水俣湾以外の不知火海での漁獲自粛を解除、六四年五月には水俣湾の漁獲自粛も解除した。しかし、一九七三年五月になり熊本大学がいまだに危険であると発表し、漁師たちは、再び自主規制を行う。

国が魚介類の水銀の暫定的規制値をつくったのは一九七三年七月だった。一九七四年一月に汚染魚を水俣湾内に封じ込め得る仕切り網を設置し、魚介類の買い上げを行う決定を行った。

一九七七年になり熊本県による、総水銀25ppm以上を含むヘドロを処理する「水俣湾公害防止事業」がはじまった。これは水俣湾奥部の約五八万平方メートルを鋼矢板で仕切り、水銀を含む約七八万立法メートルのヘドロを浚渫して埋め立てで封じ込めるものである。一九八七年に浚渫は完了し、仕切り網を撤去し、安全宣言をして漁業が再開されたのは九七年だった。

水俣病をめぐり、チッソ元社長と元工場長が刑事訴追されたのは一九七六年五月であり、二年の懲役、執行猶予三年の有罪判決が確定したのは一九九八年の最高裁判決だった。

一方で、一九七八年、認定患者の増加にともない、チッソは補償金支払いのために、土地、社宅、有価証券、有力子会社を売却したとして国の財政支援を求めた。国は同年六月閣議了解によって熊本県債の発行による融資を決定した。

また、二〇〇〇年二月にはさらなる金融支援措置を閣議決定し、チッソが経常利益から患者への補償金を支払った後に、可能な範囲で熊本県に返済を行えばよいとした。返済ができない分については国が一般会計からの補助金と地方財政措置によって肩代わりし、将来チッソが返済することになった。二〇〇八年三月末までに発行された県債総額は一五四四億円に及ぶ。

二〇〇九年特措法でも、水俣病被害者に支払う一時金の財源として国が補助する二七〇億円分については、返済が免除された。「水俣病被害者の救済」を謳いながら、実はチッソの救済法であるとの批判がある。

国が水質二法で、熊本県は漁業調整規則で、工場廃水を止めなかったことに法的な責任があると最高裁が判断を下したのは二〇〇四年。しかし、結局、水銀に汚染された海魚を食べて生じた水俣病でありながら食品衛生法を適用しなかったことについての責任は裁判所によっても一度も断罪されておらず、いまなお放置されたままである。

第2章

新潟水俣病

省庁の抵抗と四大公害病初の提訴

新潟水俣病略年表

1936	3 日本電気工業，アセトアルデヒドを生産開始
1939	6 昭和肥料と日本電気工業を合併し昭和電工を設立
1946	11昭和電工鹿瀬工場の排水で阿賀野川が赤濁
1956	5 水俣病公式確認（熊本県）
1958	12水質二法成立
1959	1 鹿瀬工場のカーバイド残滓の堆積場が決壊，阿賀野川漁協協議会に2400万円の補償．11通産省軽工業局長通達「工場排水の水質調査報告依頼について」を昭和電工は受け取る．12昭和電工社長が日本化学工業協会の産業排水対策委員長に就任
1965	1 椿忠雄東大助教授が入院中の患者を診察（毛髪を採取）．昭和電工が鹿瀬工場でのアセトアルデヒド製造を中止．5 椿新潟大教授が日本神経学会関東地方会で4名の患者症例報告．新潟大学が県衛生部へ水俣病発症を報告（公式確認）．6 県と新潟大学が水俣病発症を発表．新潟県と新潟大学が水銀中毒研究本部を設置，健康調査を開始．7 新潟県が河口部のみ，一ヵ月間の漁獲禁止．9 厚生省が新潟水銀中毒事件特別研究班を発足
1966	3 新潟水銀中毒事件特別研究班，昭和電工を発生源と結論．だが公表されず．6 昭和電工は地震農薬説で反論．8 新潟県が有機水銀被害対策連絡協議会を発足．11衆議院科学技術振興対策特別委員会で有機水銀説と地震農薬説の陳述．昭和電工社長，雑誌で新潟県衛生部長を批判
1967	4 新潟水銀中毒事件特別研究班が昭和電工が発生源と再提出．6 第一次訴訟提訴
1968	9「水俣病の原因はチッソおよび昭和電工の工場廃水に含まれるメチル水銀である」と政府統一見解を発表
1971	9 第一次訴訟，原告勝訴，確定
1972	4 阿賀野川漁業協同組合連合が昭和電工と交渉で漁業の損失補償．10椿教授が「新潟水俣病の診断要項」を雑誌『科学』で発表
1973	6 被害者と昭和電工が補償協定締結．9 公健法成立
1977	7 環境庁企画調整環境保健部長名による「1977年判断条件」
1982	6 第二次訴訟提訴
1995	12「1995年政治解決策」を受け第二次訴訟を取り下げ，昭和電工と原告は解決協定を締結
2004	10関西水俣訴訟で最高裁が国と熊本県の責任を認定
2007	2 新潟県が新潟水俣病問題に係る懇談会を設置．4 第三次水俣病訴訟提起（続行中）
2009	4 新潟県，新潟水俣病地域福祉推進条例を施行．6 ノーモア・ミナマタ新潟全被害者訴訟開始．7 2009年特措法成立
2011	3 ノーモア・ミナマタ新潟全被害者訴訟和解

川の水俣病

一九六五年（昭和四〇）六月一二日、日本海に注ぐ大河・阿賀野川流域に暮らす人々の平穏な日常を変化させたのが、昭和電工の鹿瀬《かのせ》工場による新潟水俣病だ。

その源流は日本海の河口から二一〇キロメートル、栃木県と福島県の県境、荒海山（標高一五八一メートル）にある。東の猪苗代湖から流れ出る日橋川と合流後、南西に位置する群馬県片品村の尾瀬沼を源流に北上する只見川と喜多方市で合流し、福島県から新潟県を流れ、日本海に注ぐ。

流域面積七七一〇平方キロメートルは、群馬、福島、新潟の三県にまたがり、東京都面積の約三・五倍に相当する。現在は約四〇基のダムで寸断されているが、江戸時代には会津藩が西方への通商路として舟運に利用した。

新潟水俣病を引き起こした昭和電工の鹿瀬工場は、河口から約六〇キロメートルの中流に位置する新潟県東蒲原郡鹿瀬町（現阿賀町）にあった。

昭和電工の起源は、実業家でありのちに衆議院議員となった森矗昶《のぶてる》が一九二六年（大正一五）に設立した「日本沃度《ヨード》」にある。森は一九二八年四月には「昭和肥料」を設立、鹿瀬工場でカーバイド（第1章参照）を原料にした化学肥料の生産をはじめる。一九三四年に日本沃度を日本電気工業と改名、三九年に昭和肥料と日本電気工業を合併して「昭和電工」となった。

鹿瀬工場は一九五九年当時で従業員数一六〇六人を抱え、地域の一大産業となっていた。問題となったアセトアルデヒド（第1章参照）の生産をはじめたのは一九三六年からで、年間生産量を急速に伸ばし、五八年で六六〇〇トン、六五年一月に生産を停止する直前は最大で一万九六三一万トンにのぼった。

鹿瀬工場で生産を上げる一方、昭和電工は一九六二年には他社とともに山口県に徳山石油化学（現昭和電工徳山事業所）を設立、六九年には大分県に石油化学コンビナートの操業を開始し、大規模な総合化学会社へと成長した。一九六九年までに年間売上げ五〇〇億円、経常利益二二億円、従業員一万一七五七人を抱えることとなった。

その成長の影で、鹿瀬工場のアセトアルデヒド製造工程中に副生されたメチル水銀化合物が除去処理されることなく阿賀野川に流入し、川魚の体内に蓄積され、それを多食した流域の住民が水俣病を発症することになった。

二〇一三年現在、昭和電工は国内に二四の営業・生産・研究拠点を持ち、欧米アジア一三ヵ国、三五ヵ所のグループ会社で、石油化学、化学品、アルミニウム、エレクトロニクスなどの関連事業を手がけている。かつての鹿瀬工場は、一九八六年一二月に昭和電工の資本比率一〇〇％の子会社「新潟昭和」となり、建設資材の製造を行っている。

新潟水俣病発症地域と概要

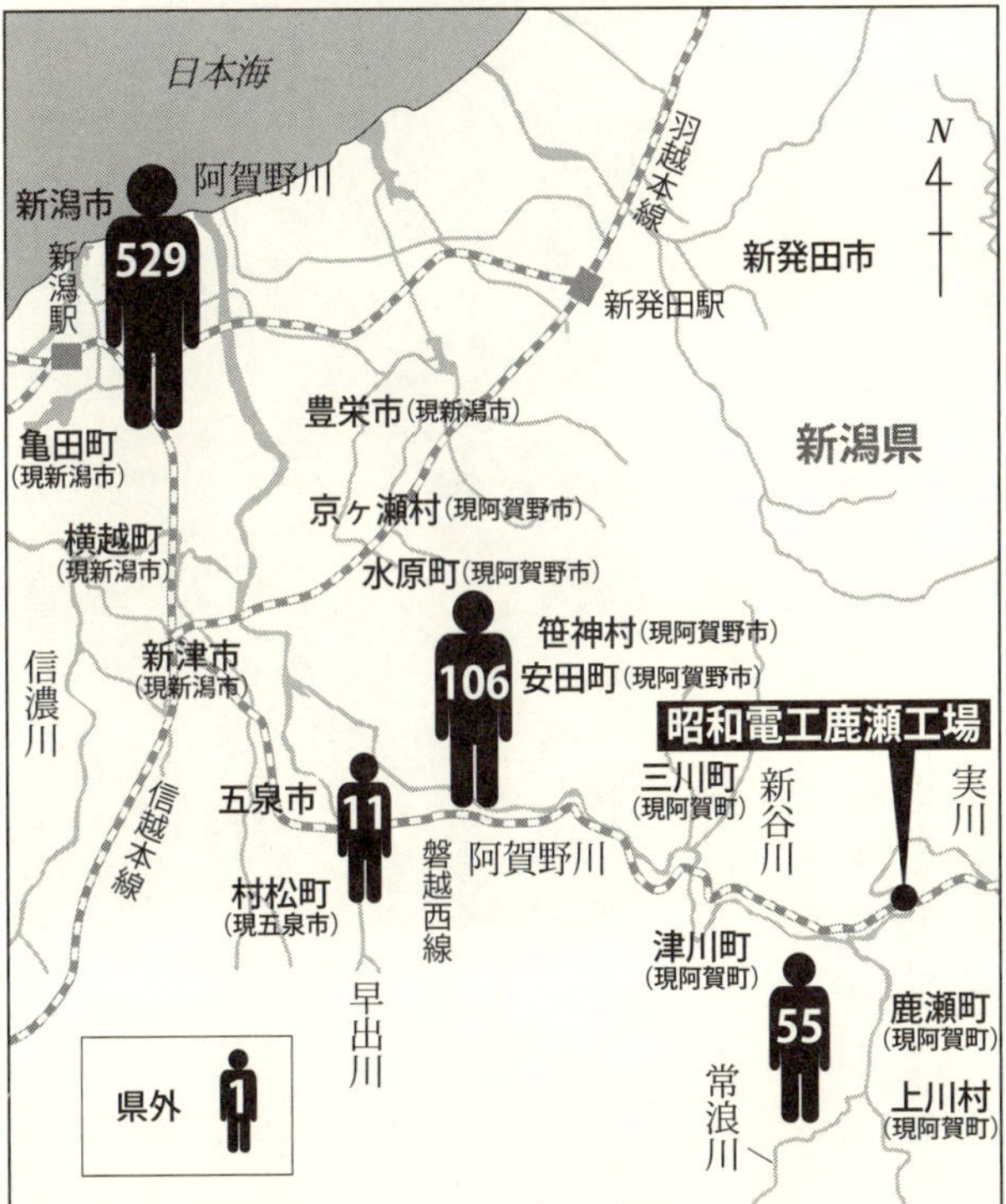
註：人型の数字は認定患者の現市町ごとの内訳

●**認定患者数**

生存人数186人／累計702人／申請件数2422（2013年６月末現在）

●**1995年水俣病総合対策医療事業対象者数**

1059人

●**2009年水俣病被害者救済特別措置法に基づく申請者数**（2013年８月現在判定中）

2108人

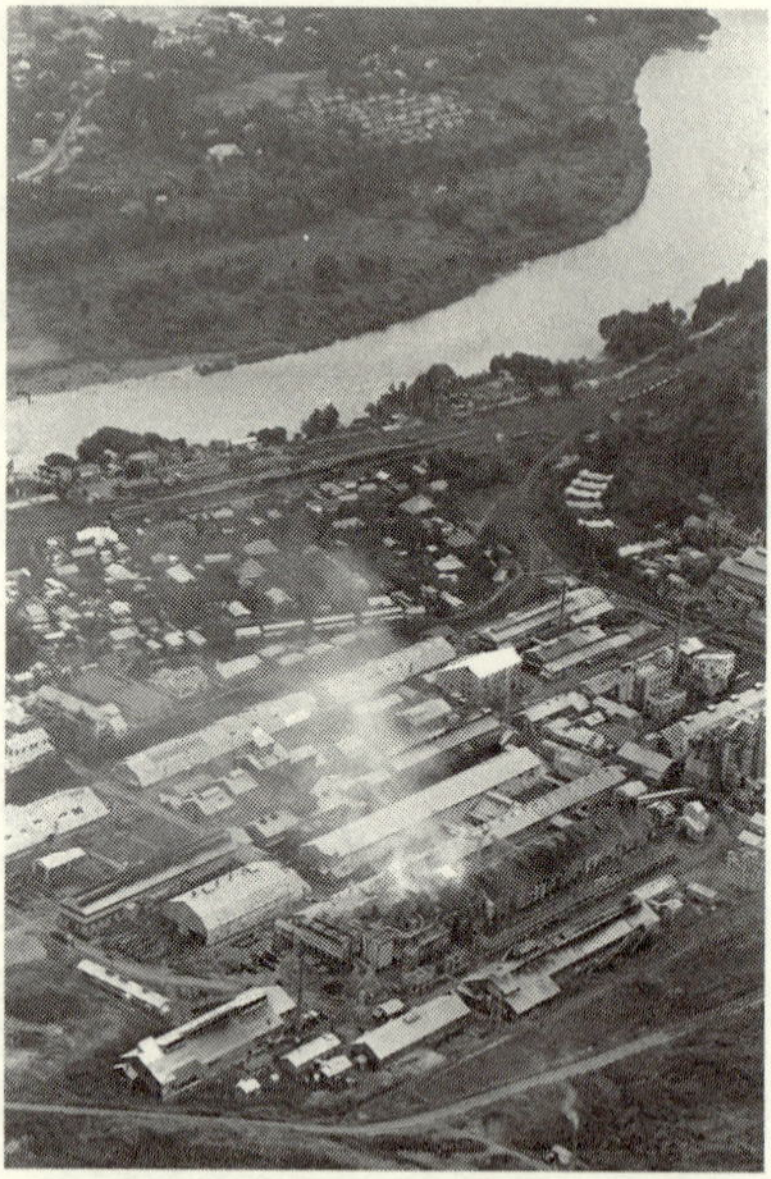

2-1　昭和電工鹿瀬工場と阿賀野川，1971年

後述するように、新潟県が「水銀中毒事件」として新潟水俣病を公式確認したのは一九六五年（昭和四〇）。一九五六年に熊本の水俣市で公式確認されたのと同じ原因で再び引き起こされたため、「第二の水俣病」と呼ばれるようになる。

しかし、歴史を紐解けば、阿賀野川の昭和電工鹿瀬工場ですでに一九四六年一一月にはその排水が川を赤濁させている。以後、白濁を含めて、年に数回、濁《にご》りがあると魚が獲れなくなり、流域漁民がそれを「昭電の毒水」と呼ぶようになっていた。

また、一九五七年には阿賀野川漁業協同組合協議会が新潟県議会に、阿賀野川の魚族が年々著しく減少しており、アユが死滅する原因と思われる有毒物の除去について昭和電工に対して適切な措置を講ずるよう折衝されたいと請願をしていた。

一九五九年一月には鹿瀬工場のカーバイドの残滓《ざんし》を積んだ堆積場が決壊し、阿賀野川の魚が死滅して二、三年獲れなくなり、阿賀野川漁協協議会には昭和電工から二四〇〇万円の補償が行われてもいる。

実は、阿賀野川で起きた水俣病と、不知火海で起きた水俣病は、程度こそ違い、ほぼ同時進行で起きていた。

新潟では、現在までに二四二二人が公害健康被害補償法（公健法）に基づく認定を求めて申請し、七〇二人が認定を受けている。また、一九九五年に熊本の水俣病について合意された政治解決策に準じた水俣病総合対策医療事業（以後、一九九五年政治解決策）の対象者は一〇五九人にのぼる。また、二〇〇九年に成立した「水俣病被害者特別措置法」（以後、二〇〇九年特措法）に基づく水俣病総合対策医療事業の申請者は二一〇八人に上っている。

発症から半年後の公式確認

新潟大学が患者の存在に気づいたのは、医学部が熊本の水俣病について講義を行っていたときだった。医学生が、新潟大学病院にも病状が似た患者がいると発言をしたことにはじまる。だが、発言を受けた講師は水俣病患者を診たことがなく診断がつかない。この患者は一九六四年（昭和三九）一一月一二日に他の医療機関から紹介入院した新潟市内の下山地区の者だった。

翌一九六五年一月一八日、四月から新潟大学医学部に新設される神経内科に赴任予定だった医師、椿忠雄東京大学医学部助教授が挨拶に訪れた。椿はこのとき患者を診察し、水銀中毒を疑う。毛髪の水銀量測定を依頼して帰京後、その結果が、３９０ｐｐｍという高濃度だったことが一月二八日には判明する。

さらに、新潟大学病院では、一九六五年三月に入院し同月死亡、三月に入院し六月に死亡、四月に入院し六月に死亡と、水俣病が疑われる死亡患者が続いた。椿は一九六五年五月二九日に新潟大学で開催した第一二回日本神経学会関東地方会で、これらの患者を「有機水銀中毒症の四例」として発表した。

こうしたなか、新潟大学が県衛生部に「原因不明の水銀中毒患者が阿賀野川下流沿岸に散発している」と通報したのは一九六五年五月三一日。医学生の指摘からは半年が経過していたが、この日が新潟水俣病の公式確認の日となる。

北野衛生部長と枝並副参事

通報を受けた県は、その日のうちに衛生部長室で医務課長、薬事衛生課長、衛生研究所所長、それに新潟市衛生部長を呼び会議を開き、六月二日と三日に農薬使用現地調査を行うこと、および水銀中毒患者が発生した地域の住民、世帯数、診療所数などの調査に当たることを決めている。

前年九月に厚生省から出向してきた北野博一新潟県衛生部長が、医務課の枝並福二副参事に記録を命じたため、その跡を辿ることができる。その記録は「枝並ノート」「枝並日誌」と呼ばれ、現物はいま新潟水俣病資料館に保管されている。

県は、六月二日には阿賀野川に関係する水銀使用関連工場の調査を実施し、三日には水銀を使用している昭和電工鹿瀬工場を含む三工場の排水や沈殿池の泥を採取、新潟大学に送った。四日には新潟県、新潟市、新潟大学で三者協力体制を固め、発生地域の原因究明調査、潜在患者の発見調査を行うこととなった。その調査費を県議会に追加要求するため、三八六万一〇〇〇円の予算を財政課に提出し、九日に財政課長に説明を行っている。

ただし、この時点ではまだ入院患者も住民も「水俣病」の発生を知らされていなかった。のちに新潟水俣病について裁判提起を最初に決意する原告桑野忠吾は、その間、新潟大学病院に入院した息子の忠英（享年一九）が早く元気になるように、魚が入院の原因であるとも知らずに、水銀の入った刺身を差し入れ続けた。だが、忠英は大学病院のベッドの上でのたうち回りながら死亡する。

スクープを避けての発症公表

公表のきっかけは、県が確認した一九六五年（昭和四〇）五月三一日の一〇日後、六月一一日に有機水銀中毒患者が入院したことを耳にした医師のもとに『アカハタ』（現『赤旗』）の記者が訪れたことからだった。その医師との情報交換後、記者が県庁と椿教授を訪ねたことは、先に触れた「枝並ノート」に、水銀のことを「Ｈｇ」と記したうえで次のように書かれている。

「アカハタ編集局・北陸駐在記者　山本秀典氏、衛生部長に面会、Ｈｇ患者発生について発表方をせまり〔傍点は筆者〕。県は調査費負担、実施は新大。市は協力する。学術的内容は新大椿教授に聞いてほしいとの回答を行う」

記者はその通りに椿を取材したが、公表を迫られた椿は「未だ公表の時期ではない」と何も話さなかった。ところが、椿が県衛生部長北野に連絡を入れ、両者は記者発表に踏み切ることになる。

六月一二日、新潟大学の椿、北野らは記者会見を行い、阿賀野川流域に有機水銀中毒患者七人が発生し、うち二人がすでに死亡したことを発表した。公式確認から一二日目の公表だった。

翌日の各紙には「新潟県にも〝水俣病〟七人発病、一人死ぬ」（『読売新聞』一九六五年六月一三日）などの見出しが載っている。

椿はこのとき公表に踏み切った理由を「『アカハタ』にスクープされるのはまずい。それならば自分で発表する」と考えたことをのちに複数の人間に語っている。県衛生部長の北野はのちに「発表の時期・方法は拙速主義といっては誤解を招くが、疑わしいことは一日でも早く禁止する方向で行動すべきである。しかしその善意も報道される時に余分な不安感を招かぬよう配慮されなければならない」（『公衆衛生』一九六九年二月）と反省の弁を述べている。

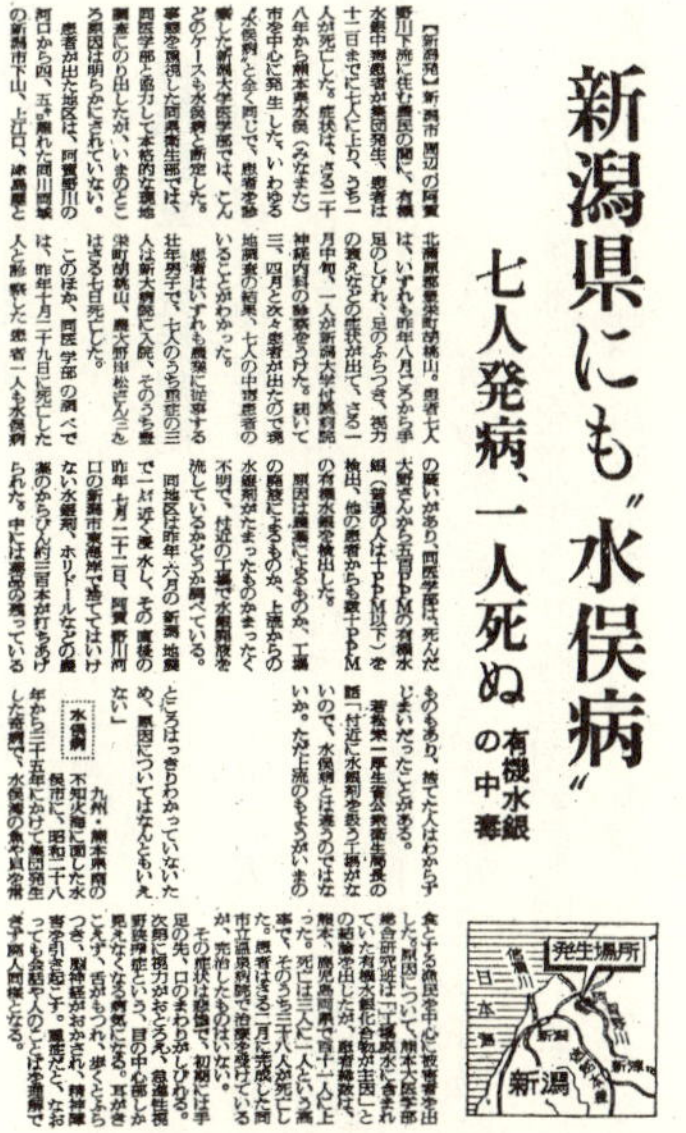

新潟県にも"水俣病"

七人発病、一人死ぬ

有機水銀の中毒

2－2　**新潟大学医学部が水俣病と断定と報じた記事**　『読売新聞』1965年６月13日

いずれにせよ、椿は「断定できないが中毒経路は魚と推定される」と明らかにした。『アカハタ』のスクープを嫌う保守的な体質が、皮肉にも公表の時期を早めたことになる。

六月一六日、県は「有機水銀中毒事件」との呼称を厚生省に具申して研究本部を設置した。「新潟水俣病」の名称は、のちに訴訟を行った弁護団がつけたものである。

健康調査と妊娠規制

新潟大学は保健所と協力して一九六五年（昭和四〇）六月一四日から阿賀野川の下流住民の健康調査を戸別訪問して行っている。自覚症状を訴えた一七二人に毛髪水銀調査を実施し、50ppm以上が六一人（200ppm以上が二一人）いたことが判明していく。

六月一六日、新潟県と新潟大学は合同で「新潟県水銀中毒研究本部（のちに新潟県有機水銀中毒研究本部）」を発足させ健康調査を開始した。これは、自覚症状、川魚の摂取状況、家族の死者の有無、頭髪水銀を調べて患者を発見する調査であり、200ppm以上の水銀保有者は学用患者として大学病院に入院させて水銀排泄剤を投与した。七月末までに二六人の患者を発見、五人がすでに死亡していたことを把握する。この調査は一九六七年まで合計六万九〇〇〇人を対象に行われた。

また、毛髪水銀調査で50ppm以上とされた妊娠可能な女性（一六〜四九歳）に対しては、妊娠規制、授乳禁止、人工栄養への切り替え指導が行われた。

『新潟日報』（一九六五年九月一一日）には、「無事に赤ちゃんを産んで　一時は中絶も決意　カルテの水銀量に恐怖」と題する女性の手記が載っている。父が水俣病に罹患して死ぬまでの姿を見た女性が、出産まで不安と闘った手記である。

この手記によれば、女性は妊娠七ヵ月だった六月一九日に新潟大学や町役場の人から訪問を受けた。毛髪検査と健康調査を受けたが、いつまで経っても結果の通知が来ない。六月二八日に神経内科に出かけたが結果が出ておらず、七月二二日に胎児性水俣病の危険があり、カルテに１１０ｐｐｍと書かれているのを知り目の前がまっくらになる。七月二四日に再び毛髪が採取された。結局、最後まで結果が知らされなかった。女性は、このような結果は知らせるべきだという不満と、運を天に任せたという心境を手記に書き残していた。

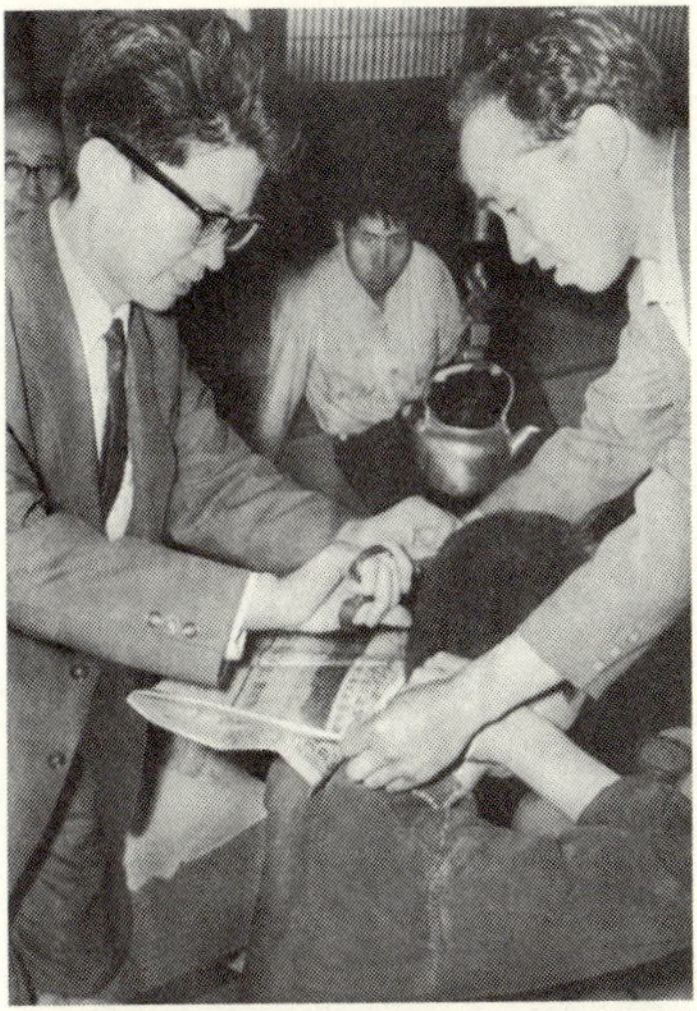

２－３　新潟大学医学部調査団による住民検査，1965年６月14日　新潟市江口地区住民から毛髪を採取

この女性からは健康な子どもが生まれ、結果的に、新潟県で確認された胎児性水俣病患者は把握されているかぎり二〇一三年現在にいたるまで一人である。県では「この受胎調節指導については、胎児性水俣病の発生を防ぐことに有効であったとい

う評価がある反面、女性や胎児に対する人権侵害であると批判する意見もあります」（『新潟水俣病のあらまし』）とのちに総括を行っている。

それが公衆衛生課長などの提案であったことは判明しているが、指導文書など公式の記録は残っていない。

当時、「妊娠しはすまいかとの不安から夫婦和合に支障をきたす生活を余儀なくされた」「夫の両親からは水銀保有者だときらわれ、夫にまで子どもを生《ママ》むなと強く反対された」などの精神的苦痛も証言として残されている（「ジェンダーの視点からみる新潟水俣病」）。

後年、新潟水俣病一次訴訟では、受胎調節などの指導を受け、中絶や不妊手術にいたった女性を含み七名が原告となった。後述する裁判での損害賠償請求に対し、不妊手術については五〇万円、その他は三〇万円の賠償を認める判決が出ている。

漁業被害と漁協の思い

新潟県は妊娠規制をする一方で、汚染源である魚に対しては食品衛生法に基づく捕獲禁止措置をとらなかった。

一九六五年（昭和四〇）六月二八日になり、県が魚介類を捕らないように行政指導はしたものの、その範囲は阿賀野川の下流域だけだった。次いで七月一二日付けで県は新潟県内水面漁場管理委員会に対し、漁業法に基づく採捕禁止の告示を行っている。しかし、規制の期間は七月一二日から八月三一日までの一ヵ月半に限られ、範囲も阿賀野川河口から一四キロメートル地点にかかる横雲橋までだった。

「サカナの検査結果が出るまで少なくとも一ヵ月はかかるので結果の出るまで採捕の禁止をきめた」と、『産経新聞』（一九六五年七月二六日）がその背景を記している。

この行政指導期間が終わる八月三一日には、サケ、マス、アユなど海からの遡上魚の漁獲規制を解除した。

禁漁の影響を受ける阿賀野川最下流の右岸にある松浜漁協からは、六月一七日に組合長ほか五名が訪れ、一日も早く原因究明をして欲しいと県に陳情したことが「枝並ノート」に記されている。

松浜漁協は、日本海と阿賀野川の両方で漁を行う新潟県でも指折りの漁業集落である。男性の漁、女性の行商で生活が成り立っており、新潟水俣病の発生は生活と直結した問題だった。そのため、のちに健康調査が行われるようになった際は、「川魚を食べたことがない」と申し合わせ、患者がいても隠す地域となる。

県は、七月一三日には、自主規制を行う阿賀野川河口の各漁協に対して、総額わずか五〇万円の見舞金を支給した。

阿賀野川上流の魚は、翌一九六六年四月になって多量の水銀が検出されて以降、ようやく獲って食べないよう指導が行われた。

食品衛生法が適用されず、行政指導した期間も範囲も狭かった理由については、のちに「原因が阿賀野川の水産物だと判断し、一般食中毒対策として採捕禁止などを食品衛生法で規制するよう厚生省に要請したが」、許可が得られず、行政指導にとどめたと、当時衛生部長の北野が文書で答えている（『新潟水俣病問題に係る懇談会最終提言書』）。

失われた半農半漁の暮らし

この時期、新潟水俣病に突如として見舞われた家族の日常がどのように壊されたかが端的に表された日記がある。多くの被害者が出た集落の一つである新潟県大形村（現新潟市東区一日市）に暮らしていた近《ちか》喜《き》代《よ》一《いち》の日記である。

大形村は、阿賀野川河口から四キロ上流の左岸に位置する七〇軒ほどの集落で、三割が専業農家、残り七割は農繁期は農業、農閑期は海から遡上してくるサケ、マス、アユを獲る半農半漁の集落だった。近が八人兄弟の長男として生まれた一家もその一つである。一九六五年春から夏にかけて次のような記述がある。

四月一四日　我一日中寝ていた　熱も段々下がり気分もよくなり大事に休む　朝方ゆめ見て大声たてたとの事。父近頃耳が遠く成ったので困る。
四月一七日　我朝九時前に家に帰り　妻と苗代の風除け完了して田端20うね　二度いも植え完了した　K子炊事M子風呂立て　おじいさんに進《〔ママ〕》めてT病院へ診察してもらいにやった　最近急に元気がなくなったので
五月六日　我ゆび痛くてあぜぬりもならず休養する　妻畠仕事　お昼前　父をリヤカーにのせて　T医者迄治療に行って来た
六月二日　午前四時に妻起きて　炊事前にお爺さんの具合見に行き（毎朝行く）　返事もせず　ゆさぶっても　応答なく　驚いて我を起こす　Kさんも　子どもも起きて大さわぎし　我バイクで医者むかえに行き　四時十分に来て診察の結果脳溢血で死亡と診断し　四時二五分死亡となる
六月一五日　今日午前一一時三〇分ごろ　厚生省環境衛生局食品衛生課長外三〇人も来て　テレビカメラ二台据付けて二〇分間　病状情況いろいろ聞いていく　夕食時新聞記者とカメラマン来て酒一升とおみやげ持って状況聞いて録音して行く　Kさんテレビ見て（私が調査団と話している）驚いてきてくれ酒二合位い飲んで帰る
　今回の病気は水銀中毒と断定　父も同病なり

（『日記（抄）・水銀中毒闘争記』より抜粋）

村では阿賀野川の堤防の下に土管を通して、水を引いて農業用水にしていた。水深七〇センチ、幅三メートルほどの用水路に、阿賀野川から川魚が入ってきた。フナ、ナマズ、モクズガニ、イトヨ、ドジョウなどの三〇種を超える川魚を獲って、刺身、ぶつ切りの煮物、佃煮にして年間を通して食べていた。

また、「八月の盆太鼓が響く季節は、夜になると父が地引き網を持って、子どもを連れて阿賀野川へ行き、中洲の川幅が狭くなっているところに網を張って五、六〇キロもの魚を獲って帰った。魚をさばいて囲炉裏で焼き干しをつくるのは子どもの仕事で、旬が過ぎても、魚食が途切れることはなかった」と喜代一の弟四喜男《よきお》は語る。

大形村ではこのような暮らしが一般的だったが、新潟水俣病の発症とともに、それは一変する。

なお、近喜代一は、新潟水俣病の公表から二、三日して、厚生省の役人が家を訪れた際、「犯人は昭和電工だからね、筋道をはっきりさせてください」と言って、干し魚を持たせた。さらに、その直後に大学から来た先生に死んだ猫の食べ残した干し魚などを渡したところ、七月一日の新聞で35ｐｐｍの水銀が検出されたと報じられたという（『新潟水俣病』）。

新潟市内の沼垂《ぬったり》診療所長で医師の斎藤恒によれば、漁師たちは当初から原因は昭和電工鹿瀬工場だと断定し、「何十年も毎日、川をみて暮らす漁師にはそれくらいのことはみなわかるわね」と聞かされていた。

水銀使用工場への調査指示

のちに第一次訴訟と第二次訴訟で被害者を弁護することとなった坂東克彦弁護士は、このような被害が起きることを昭和電工は事前に認識していたはずだと語る。その理由は、新潟水俣病が公表される前に、熊本の水俣病と関連して通産省が発した通達があったからだ。

新潟水俣病が公表される六年前の一九五九年（昭和三四）一一月一〇日、通産省軽工業局長は通達「工場排水の水質調査報告依頼について」（三四軽局第一三四三号）を発し、水銀を扱うアセトアルデヒドと塩化ビニールの製造工場に対して、使用した工場排水の量・水銀の含有量、排水口付近の水底の泥土中の水銀含有量などを調査し、一一月末日までに有機化学第一課長宛てにその結果を親展で回答するよう求めていた。

重要なのはこの通達の出た年は、一月にはカーバイド残滓の流出で昭和電工が二四〇〇万円を漁協に補償し、七月には熊大研究班が「原因物質は水銀化合物」と発表した年であったことだ。また通達の文末では、調査を秘匿《ひとく》するよう次のように指示もされていた。

「この調査は、水俣病問題が政治問題化しつつある現状に鑑み、秘扱いにて行うこととしていますので、この旨御承知の上、社外に対しては勿論、社内における取扱いについても充分注意して実地されるよう希望致します」

つまり、こうした秘匿を求める通達が来た段階で昭和電工は、水銀による被害が予見できたと考えられるからである。

ちなみに、通産省から厚生省公衆衛生局長宛には、通達を発した生産工場名の一覧が届けられている。塩化ビニール生産工場は一三社一六工場、アセトアルデヒド生産工場は六社七工場あり、工場名ごとに、所在地、従業員、主要生産品目、生産実績、生産開始年、排水先、備考の項目が並んでいた。だが、調査結果である最も重要な情報、すなわち、水銀の使用量や水銀を含んだ排水がどれだけ海や川に流されていたかは、把握しているかぎりでは厚生省にも渡されず、公表もされなかった。

新潟水俣病資料館の塚田眞弘館長は、「排水からは水銀が検出されていたに違いない。そうでなければ公表されているはず」と推論する。

一九五九年（昭和三四）の段階で昭和電工が通達に従い、排水の水銀含有量を調査し、水銀の流出に気づいたとしても、なんの対策も打たなかったことはのちの裁判で明らかになる。

有機水銀中毒事件に、鹿瀬工場の排水が関係していると言われていることをいつ知ったか、本社の技術部にどう聞いたのかと尋問された安藤信夫総務部長（公判時、常務取締役）は、一九六五年六月一二日の水銀中毒事件公表の四日後である六月一六日頃に知り、「技術部長のいうのには、水俣の問題がかつてあったけれども、自分たち〔チッソ〕はチッソが原因じゃないというふうに説明を聞いている、そして自分たち〔昭和電工〕もそう思っている。特に今度の場合阿賀野川の下流地帯だけに出てるということからも、うちが原因だなんて考える必要はない、だから安心しなさい」（『法律時報』一九七一年七月号臨時増刊）と言われたと答え、これが昭和電工社内での認識だったと証言している。

当時の社員の認識はそうだったかもしれない。一九五九年の段階で、日本化学工業協会は水俣病について「爆薬説」を唱え水銀説を否定した（第1章26頁参照）。翌年四月に協会内にできた「産業排水対策委員会」の委員長には、昭和電工の安西正夫社長が就任して、「水俣病研究懇談会」を設けたが、この懇談会では当初「有毒アミン説」が主張されたからだ。

しかし、実は「安心しなさい」との言葉とは裏腹に、昭和電工は、鹿瀬工場内に「極秘に水槽をたくさん並べて、反論をさせるためにコイやフナを飼っていた」。また「日本海にまで水銀が行っていないか、一週間に一回ぐらい測っていた」ことが元工員から語られている。この実験や測定結果も公表されていないが、現・昭和電工広報室は「そういった話を聞いたことはないが、当時そういうこともあったとしても不思議ではないのではないか」との認識である。

大日本セルロイド新井工場の行動

他方、工場のなかには先の通産省の通達後に、メチル水銀の流出を防止する措置を取った企業があった。大日本セルロイド新井工場と日本曹達《ソーダ》二本木《にほんぎ》工場である。

特に、新潟県西部を流れる関川沿いにある大日本セルロイド新井工場は、一九六三年一月に当時の高田市と直江津市が関川を水源とする上水道計画を持っていることを知り、取水先の変更を求めたほどである。そこでは次のような理由を挙げていた。

①工場排水は県の公害防止条例基準以下でも、飲料水基準は別であり、飲料水では水銀は検出してはならない。②微量でも常時飲用すれば人体に蓄積され、障害を起こす危険がある。③化学業では将来どのような物質が生産され、工場排水中に何が含まれるようになるか予測できない。④厳重に排水管理していても、不測の事故で多量の有害物質が流出しないとも限らない。

しかし、両市はその意味を理解せず、計画変更に承服しなかった。それでも両企業はあきらめず新潟県に支援を求め、両市が他の川からの取水ができるよう県の予算措置などの協力を取りつけ、ようやく一九六四年に計画を変更させた。

この変更通知に関わった県衛生部長の北野は、「この通知を決済した私自身は着任早々でもあったため、両工場がどんなに水俣病について留意していたかに気づかなかった」との反省を述べている。

なお、この北野に秘匿扱いとされていた通産省通達の存在を知らせたのは東京大学工学部にいた宇井純である。

宇井は東京大学を出て、米国の最新技術を取り入れていた化学企業「日本ゼオン」に就職し、その高岡工場（富山県）で水銀を使う塩化ビニールの製造工場で働く。その際に一日三交代で年間一五〇キロの水銀を夜中に川へ流した経験を持つ。日本ゼオンを三年で辞めたのち大学に戻り公害事件現場を歩き、富田八朗《とんだやろう》のペンネームで、「合成化学産業労働組合連合会」の機関誌『月刊合化』で情報発信を行っていた。

宇井は新潟水俣病の発生を知ると、一九六五年七月にチッソ水俣工場付属病院の元院長細川一をともない、阿賀野川流域の漁民家庭を訪問し診療させ、水俣病の発症であることを確認している。

北野は宇井の情報をもとに、通産省に情報を求めたが文書が残っていないと退けられる。そこで、部下の枝並を大日本セルロイド新井工場と日本曹達二本木工場に派遣し、電気化学が保管していた通達と報告をコピーして持ち帰らせていた。

工場廃液を阿賀野川に流す工場は一三あり、そのうち水銀と関係があるのは、上流の昭和電工鹿瀬工場、下流で阿賀野川と接する新井郷川沿いの日本ガス化学松浜工場、および北興化学新潟工場とわかり、三つの工場に絞り込まれた。

このときに枝並が入手した資料の複写はのちに、新潟水俣病の被害者が昭和電工を訴えた裁判で、昭和電工の責任を論証する際、原告弁護団宅に何者かによって届けられている。これは後年、北野が枝並に命じ複写を届けさせたものであったことがわかった。

省庁の抵抗

一九六五年(昭和四〇)七月二日、厚生省の館林宣夫環境衛生局長が新潟市を訪れて、「熊本県水俣市の場合はいまだに原因が断定できないでいるが、新潟市のは必ずはっきりさせる。検体の検査結果から二週間後にはある程度の結論が出せると思う」と記者会見した(『新潟水俣病』)。

しかし、厚生省が「新潟水銀中毒事件特別研究班」(以下、特別研究班/疫学班、試験班、臨床班の三班で構成)を発足させたのは二ヵ月後の九月だった。研究班には県衛生部長の北野のほか、宇井が北野に助言し北野が厚生省に求めて、水俣病の解明に携わっていた熊本大学の喜田村正次教授と入鹿山且朗教授らも加わった。

同九月、国立衛生試験所は昭和電工の鹿瀬工場排水口付近の川底の泥から１５１ｐｐｍ、ぼた山の泥から６２０ｐｐｍ～６４０ｐｐｍの水銀を検出し、患者が多発した地域の阿賀野川の泥からも０・４～０・５ｐｐｍ程度の水銀を検出した。

特別研究班は一九六六年三月二四日までに昭和電工が発生源であると結論を下した。三月二四日のその日、疫学班は昭和電工が発生源であるという結論を含んだ報告書「阿賀野川沿岸部落の有機水銀中毒症集団発生に関する疫学的研究」を日比谷公園内にあるレストラン「松本楼」で行われた新潟水銀中毒事件特別研究班と関係各省庁（科学技術庁、通産省、経済企画庁、農林省、水産庁）の合同会議で報告した。

この報告に対し、議長を務めた厚生省の館林局長は「七人か八人集まれば全員一致はあり得ない、少数意見が出たら、それを必ず付記する」と述べた。だが少数意見はなかった。館林局長は「ない」という証拠に各員の印鑑を捺した確約書を取れと発言し、疫学班の全員が判を捺す。これについては疫学班メンバーの喜田村教授がのちに裁判で語っている（『法律時報』一九七二年四月号臨時増刊）。

疫学班が判を捺してまで全員一致で昭和電工が発生源であるとしたのに対し、各省からの出席者は、疑問を投げかけ、予定時間を上回って九時間も反論が繰り広げられた。喜田村を含めほとんどが電車の都合などで帰ると、疫学班の意見にはなかった省庁の意見を反映した

「事件はメチル水銀化合物によって汚染された魚介類の摂取によって発生したものであるが、工場排水と断定するには不十分である」という中間報告となり、公表すらされなかった。

昭和電工のプラント撤去と反論

昭和電工では、疫学班が結論を出す一年二ヵ月前の一九六五年（昭和四〇）一月一〇日にアセトアルデヒドの製造を中止していた。また、その製造工程図を焼却し、製造プラントを撤去する。これで有機水銀を放出させていたことを裏付ける重要施設はなくなった。

一九六六年六月に昭和電工は「阿賀野川下流流域中毒事件に対する見解」を発表し、さらに七月一二日、厚生省に「阿賀野川有機水銀中毒症に対する考察」を提出した。これらは鹿瀬工場と患者が発生した地域には距離があるとして工場廃液説を否定、新潟地震で新潟埠頭から流出した水銀農薬が原因だとする「地震農薬説」を説いたものだった。

また、九月には鹿瀬工場の立地自治体である鹿瀬町議会が、一〇月にはその下流に位置する津川町の議会が、工場廃液説を否定する趣旨の意見書を採択し、県知事、県議会議長、厚生省、通産省、科学技術庁、衆参両院議長に提出した。

他方で、証拠をつかむように県衛生部長の北野から指示されていた枝並は、一九六六年五月一七日、鹿瀬工場の排水口に潜り込んで水苔《みずごけ》を採取してメチル水銀を検出する。これは昭和電工が加害工場である決定的な証拠となる。

のちの判決で「汚染源の追及が被告企業の門前に達したときには〔傍点筆者〕、被告企業において汚染源でないことの証明をしない限り」はクロであると裁判官に言わせるのだが、それは枝並の採取のことを指している。

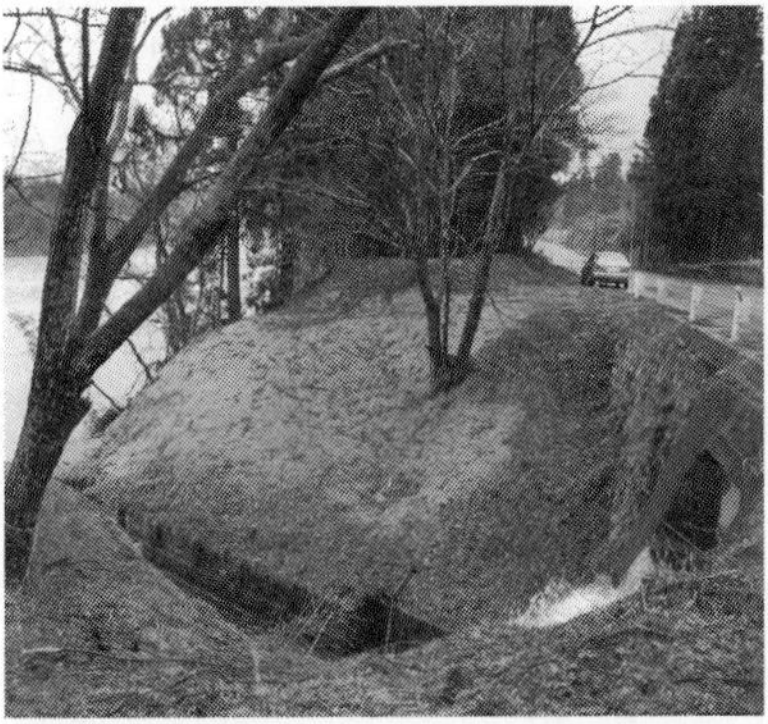

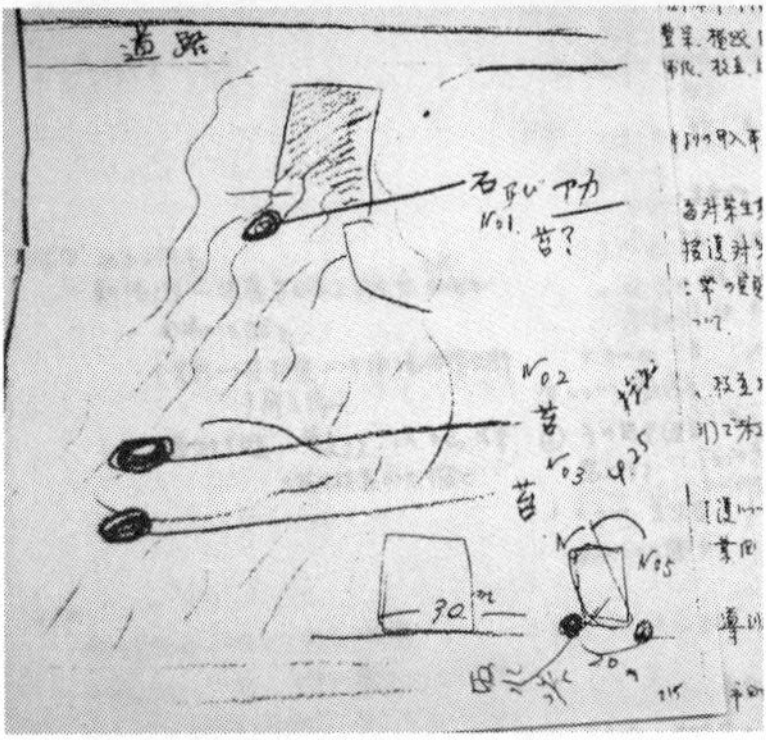

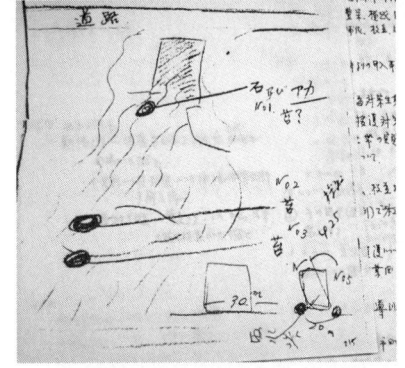

2-4　昭和電工鹿瀬工場の排水口　道路脇から写した現在の姿．右が排水口
2-5「枝並ノート」に描かれた水苔を採取した場所　川岸から排水口に向かってのスケッチ

国会の参考人招致での闘い

国会では地元選出の石田有衆議院議員（社会党）が、昭和電工を発生源であるとした特別研究班の元の結論を喜田村教授に参考人招致によって証言をさせようとしていた。

そのことを聞きつけた厚生省の館林環境衛生局長は、夜ひそかに喜田村を訪れ「断定して追い詰めると、この問題が裁判に持ち込まれる恐れがある」と伝えた。喜田村は一晩考えたが、翌日、国会に行く直前に、「学者としての見解を曲げるわけにいかない」と館林に告げる。すると、館林は「あんた一人がいい気になって大見得を切って、そういった断定という発言をすると、困るのは実際の被災者の方々だ」と圧力をかけ、引き延ばしを図った。このやりとりはのちの裁判で喜田村が証言し、明らかになった。

なお、館林は、先述したように新潟水俣病の発症が公表された半月後に「二週間後にはある程度の結論が出せる」と会見を行っていた人物である。

一九六六年一一月一〇日、喜田村は国会で研究班の結論をあらためて陳述した。喜田村が強調した点を要約すると以下の三点である。

①阿賀野川下流で起きた有機水銀中毒症は、魚を介したメチル水銀中毒症である。メチル水銀は天然には存在せず、その由来はメチル水銀を含む工場排水か、水銀農薬か、あ

るいはこの両者が相伴ったものかに限定される。そして工場排水に基因したものであることがきわめて濃厚である。

②新潟地震後に初めて患者が出たのは、新潟埠頭倉庫の被災農薬が阿賀野川を汚染したためであると考える者もいるが、メチル水銀による魚介類の汚染は一朝一夕には起きない。持続的にメチル水銀が川あるいは海に流出し魚介類を有毒化させ、反復して大量にその有毒魚介類を食べて初めて発症する。

③阿賀野川の魚が地震前からメチル水銀を蓄積し有毒化していたのは、地震の九ヵ月前の一九六三年九月にネコが発症したことからも明らかである。また、頭髪を寸刻みにし経時的に水銀蓄積量を測定したが、人体へのメチル水銀蓄積は地震前からあった。

他方で、安全工学の権威とされた北川徹三横浜国立大学教授も参考人として呼ばれ、昭和電工の地震農薬説を支持する陳述を行った。それは次のような説だ。

新潟地震によって信濃川河口近くの倉庫に貯蔵されていたアルキル水銀を含有した農薬が、約五キロ離れている阿賀野川に流れ着いた。八月の渇水期になると阿賀野川にくさび型に入り込んだ。つまり比重の差で海水が川水の底のほうに入り込んで川を六、七キロメートル遡る現象が起きたというものだ。これは「塩水くさび説」と呼ばれるようになる。

先延ばしを目論む政府

一九六七年（昭和四二）四月に特別研究班は一年を経て、あらためて報告書を厚生省と科学技術庁に提出した。そこでは、鹿瀬工場のアセトアルデヒド製造工程中に副生されたメチル水銀化合物が阿賀野川に流入し、川魚の体内に蓄積され、それを摂食した住民が発症したと結論付けていた。

この報告書を受け取った科学技術庁は、昭和電工鹿瀬工場がメチル水銀化合物を含む排水中毒発生の基盤となっていると結論し、それを政府の統一見解として発表したのは、それからさらに一年半後の一九六八年九月二六日になってからだった。それは、水銀を使うアセトアルデヒド工場が日本中から一つもなくなった後のことであった。

新潟水俣病で行われたこうした結論の引き延ばしについて、宇井は、「ある研究グループで不利な結論が出ると、別の何も知らない学者を集めて、最初からやり直しをさせる方法で、水俣病やイタイイタイ病をはじめとして日本のあらゆる公害でくり返されてきた」手口である（『法律時報』一九七二年六月）と後年、指摘する。

このような政府のやり方は、新潟の被害者にも伝わっていたようだ。一九六六年夏に通産省と厚生省へ陳情に訪れたときの被害者と各省とのやり取りが先述した近喜代一の日記に記され、当時の患者の苛立ちを端的に表している。

八月二五日　午前通産省に陳情　原因を早くつき止めてくれ　学者に圧力をかけないでくれ犯人は昭電だ——と追及　答えは圧力はかけない　疫学班の結果を信じ難いので東京工業研究所に同研究をさせているので　両方一致すれば結論とする
　午後厚生省でI食品衛生課長と公害課長に陳情　衛生課長は　疫学班　研究班　臨床班の合同結論は厚生省の結論ですと言明した。公害課長は結論を急ぐなら裁判に訴えなさい　費用金は国から出す手段もありますと強硬だった
十月十九日　午前亘知事が　新潟の水保病は公害ではない　又工場が犯人とは思っていない等明言した事に対して　被災者の会総会を開いて会としてどうすべきかを相談する
　又亘知事に強く抗議する手段等考える　県民を一番強く守ってくれるはずの知事が政治的な損徳〔ママ〕から県民を犠牲にしてもうける事ばかり考えている工場に味方して馬鹿な事を言って良いと思っているのだろうか　県民はどうなる　もし被災したら死んでも誰も味方してくれないとすると工場など一つも新潟に来てもらいたくない　絶対に反対する

（『日記（抄）・水銀中毒闘争記』）

厚生省の懐柔、行政への期待、そして裁判

特別研究班の喜田村教授が国会の参考人招致で昭和電工が発生源であると明言する三ヵ月前に、実は厚生省の館林環境衛生局長は新潟県に、水俣病の全被害を五〇〇〇万円で処理するよう指示していた。そして県は一九六六年（昭和四一）八月一七日に、水俣病被害者や漁業被害者、市町村関係者からなる「有機水銀被害対策協議会」を設置して決着を図ろうとした。

しかし、厚生省が提示した額では安すぎると北野衛生部長が指摘して一億円が提示される。その一方で新潟県副知事が、一九六五年一二月に発足していた患者家族四七人による「新潟水俣病被災者の会」の近喜代一会長を呼んで、左翼とは手を切ってこれに応じよと説得を行っていた。

左翼とは、被害者支援団体「新潟県民主団体水俣病対策会議」（以下、民水対）のことを指していた。新潟水俣病が大きく報道されるなか、一九六五年七月頃から水俣病学習会や集会が住民の間で、また新潟勤労者医療協会所属の診療所の職員たちの間でも開かれていた。それをきっかけに八月二五日、①原因の早期究明、②被害の完全な補償、③公害根絶、④水俣病を二度まで引き起こした政府の責任追及の四つをスローガンに結成されていた。革新系の

勤務医団体の他、社会党（当時）や共産党の政党地方支部など一七団体からなる（一九七〇年に「新潟水俣病共闘会議」に改名）。

この民水対に出入りする者のなかに、県が金で解決するやり方は、患者とチッソの間で結んで責任問題をうやむやにさせた見舞金契約の二の舞だと警告する弁護士がいた。坂東弁護士である。

「裁判しかない。毒まんじゅうを食うなと言ったんです」

当時のことを坂東は語る。新潟水俣病との関わりは、一九六五年に上京した際、新潟水俣病のことを尋ねられて情報を集めて沼垂診療所を訪ねたことからはじまる。

結局、当初厚生省が提案した五〇〇〇万円は、有機水銀被害者対策協議会が数度会議を重ねるうちに三億円以上になり、そのまま立ち消えになった。

被害者たちは、行政が昭和電工が犯人であることを突き止めてくれると期待をかけ、裁判には抵抗感を持っていた。坂東は被害者からは「与茂七話」を聞かされることもあった。信濃川の支流に刈谷田川という暴れ川がある。洪水になったときに与茂七は自分の木を伐って堤防を補強したが、足らないので藩有林を伐って洪水を防いだ。ところが、このことで捕まえられ、裁かれ、引き回しの上、歯を引き抜かれて死んだという話である。

そんな被害者たちが訴訟へと立ち上がったきっかけを与えたのは昭和電工の言動だった。

雑誌『財界』(一九六六年一一月五日号)で安西正夫社長が新潟県衛生部長の北野を「ケシカランやつだよ。〔中略〕工場の排水口から知らぬ間に水苔を取りに行って、水銀が検出されたと、まるで鬼の首をとったように」と批判し、安藤総務部長が一九六七年二月のNHKの番組で「国が結論をだしても昭和電工はそれに従わない」と語ったからである。

提訴へ——三月二一日命日の決断

提訴が決まったのは、一九六七年(昭和四二)三月二一日、大学病院のベッドに、震える身体をくくりつけられたまま亡くなった桑野忠英の三回目の命日だった。

その日は、被害者家族が裁判に踏み切るかどうかを話し合うために近宅に集まっていた。結論はなかなか出ず、弁護団はあきらめて帰途につく。

しかし、坂東弁護士は帰りかけて桑野の命日を思い出し、花を買って一家六人全員が被害にあった桑野家に赴き、亡くなった忠英の父忠吾に「この決着は裁判でしかつかんと思う」と話しかけた。忠吾は入院した息子によかれと思って知らずに水銀入りの魚を差し入れて食べさせたことで、息子を殺したと悔やんでいた。

忠吾は「わしもそう思う。いまでも思い出すと頭がズキンズキン痛む」と坂東に答え、これで提訴が決まった。

この日の近喜代一の日記には次のように書かれている。

三時過ぎ弁ゴ団帰った後会員だけで一応裁判にふみ切る事を決議し　時期は四月中旬まで情勢を見て行く　NHK記者に話した其の後C方より呼びに来たので行く　BさんKさんらいて「Cさんが裁判にふみ切るから宜しく」との事で　B弁護士が速やかに手続きをとる事にしていた　会としては異存はないと言った

坂東が桑野家で父忠吾に提訴を決意させたときに、近家でも被害者家族らがほぼ同時に提訴を決意していたのだ。坂東は、事件が公表されて丸二年後の六月一二日をめざして参加者を募り、その日に裁判を提起しようと方針を決めた。民水対の名による呼びかけに応えたのは、桑野一家の他に二世帯だった。

四大公害病初の提訴

こうして一九六七年（昭和四二）六月一二日、四大公害病初の裁判が、新潟地方裁判所ではじまった。原告は阿賀野川流域に暮らす桑野忠吾一家をはじめとする三家族一三人。これを第一陣として、最終的には第八陣まで三四家族七七人が、昭和電工を被告として総額五億三〇〇〇万円の損害賠償を求めた。

第1章でも述べたように、損害賠償を求めるには、不法行為を立証する必要がある。第一に因果関係、第二に故意または過失の責任、第三に損害の発生の立証である。因果関係とは、被告の故意または過失によって原告に被害が生じたかどうかである。

原告が訴えた不法行為は、昭和電工鹿瀬工場が一九三六年から六五年一月までアセトアルデヒドの製造工程で生じる廃液を阿賀野川上流に放出、その廃液中にメチル水銀化合物を多量に混入させていたこと。除去する手段を講じなかったこと。継続的に汚染された魚類が体内にメチル水銀化合物を蓄積し、その魚類を人が繰り返し多量に食べ人体に蓄積、その結果、有機水銀中毒症を起こさせたことである。

原告は当初、すでに熊本水俣病があり、被告がまったくこれを生かしていなかったことで、「故意」に近く、被告の責任はきわめて重いとの主張をした。

しかし公判が進むと、先述した通産省通達による工場排水の調査などの事実を知り、一九七〇年九月には、明確に「故意による殺人・傷害の責任を追及する」との主張を加える。

これに対して被告は、鹿瀬工場でアセトアルデヒドの製造を行っていたこと、原告が死亡するなどの被害があった事実は認めた。だが、阿賀野川に排出したのは処理後の排水であって、製造工程中の廃液ではないと否認。また、廃液にメチル水銀化合物が多量に混入していたことも、無処理のまま阿賀野川に放流したことも否定した。

つまり、死亡した人間はいたが、工場との因果関係はないとの主張である。そして、有機水銀中毒症を引き起こしたのは、一九六四年六月に発生した新潟地震により被災した倉庫から流出した水銀農薬による汚染であり、「鹿瀬工場とは全く無関係である」と反論した。

争点は、汚染源が昭和電工鹿瀬工場か、水銀農薬かという因果関係となった。

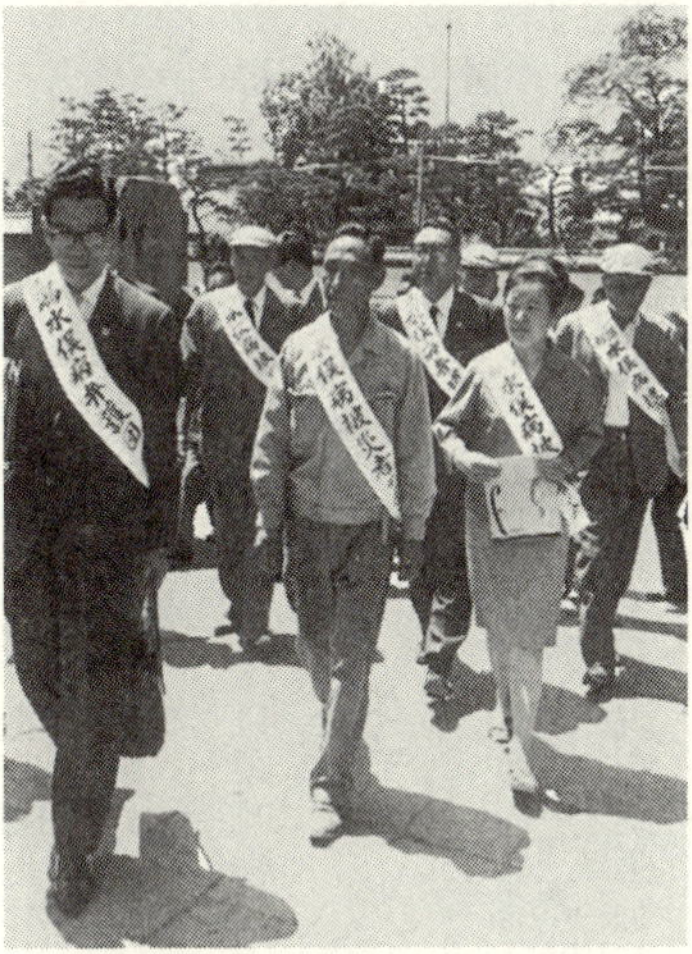

2-6　新潟水俣病の提訴，1967年６月12日
中央に近喜代一被災者の会会長．患者による四大公害病初の提訴となった

原告側の弁護団は、化学物質から医学まで難解な専門知識を補うために、民事訴訟法で認められている「補佐人」制度を史上初めて活用した。宇井純、斎藤恒沼垂診療所長、宮本憲一大阪市立大学教授が採用され、原告を支えた。また、原告側の証人は、椿教授のほか、原因究明に尽力した喜田村教授などが務めた。

裁判費用についても、民事訴訟法で「勝訴の見込みがないとはいえない」場合にかぎって、裁判所が助成する制度を活用した。

一方で被告側の証人は、四年前の国会で塩水くさび説を主張した北川教授、昭和電工本社で総務部長として報道関係を担当していた安藤信夫、日本化学工業協会内に設置された「水俣病研究懇談会」で委員を務めていた学者などだった。

提訴から結審まで四年間で、口頭弁論四六回、出張尋問一五回、検証五回、鑑定尋問三回、計六九回におよぶ審理が行われた。

崩れる「塩水くさび説」

一九七〇年（昭和四五）五月、原告弁護団の反対尋問によって北川の塩水くさび説が揺らぎはじめた。北川は塩水くさび説を主張した際、現地へ赴かず厚生省と昭和電工から提供された資料だけで判断したことを明らかにしたからだ。また、北川はアセトアルデヒドの製造工程でメチル水銀が生成される可能性は否定できないことを認めたうえで、鹿瀬工場の廃水が処理されずに阿賀野川に放流されていたことも認めた。

さらに、問われるままに北川が四年前の国会で、水銀農薬が八月の渇水期に阿賀野川に流れ込む光景に使った写真は、八月に撮影したものではなく、実際は六月二七日に防衛庁が撮影したものであると認めた。そのうえで写真について農薬だと説明したことを覆し、「ハレーションか白い砂州です」と発言、農薬であると述べたことを「言葉のあや」とした。

最終的に北川は証人尋問の最後に「阿賀野川の河口に毒物が入ったのは、上流から流れてきたのでは決して説明がつかない。ですから、河口から入ったに違いない。河口から入ったならば、汚染源などはどこかと言えば、最も可能性があるのは信濃川河口にある農薬倉庫から流れ出たものであろう」と述べ、塩水くさび説は工場廃液ではないという前提で立てた仮説であったことが明らかになった。

先述したように、一九六五年九月から、厚生省は特別研究班を設けていた。紆余曲折がありながらも、政府は六八年九月二六日に中毒の原因はメチル水銀であり、その発生源は鹿瀬工場であると統一見解を出していた。

昭和電工は判決の二日前に控訴権を放棄した。

判決に次ぐ補償協定

一九七一年（昭和四六）九月二九日、新潟地裁判決は、昭和電工は被害者に対して二億七〇〇〇万円の損害賠償を支払うことを命じ、判決は確定した。判決の要点は以下の通りである。

①工場排水の放出と本疾病の発生とは因果関係が存在する。汚染源の追及が被告企業の

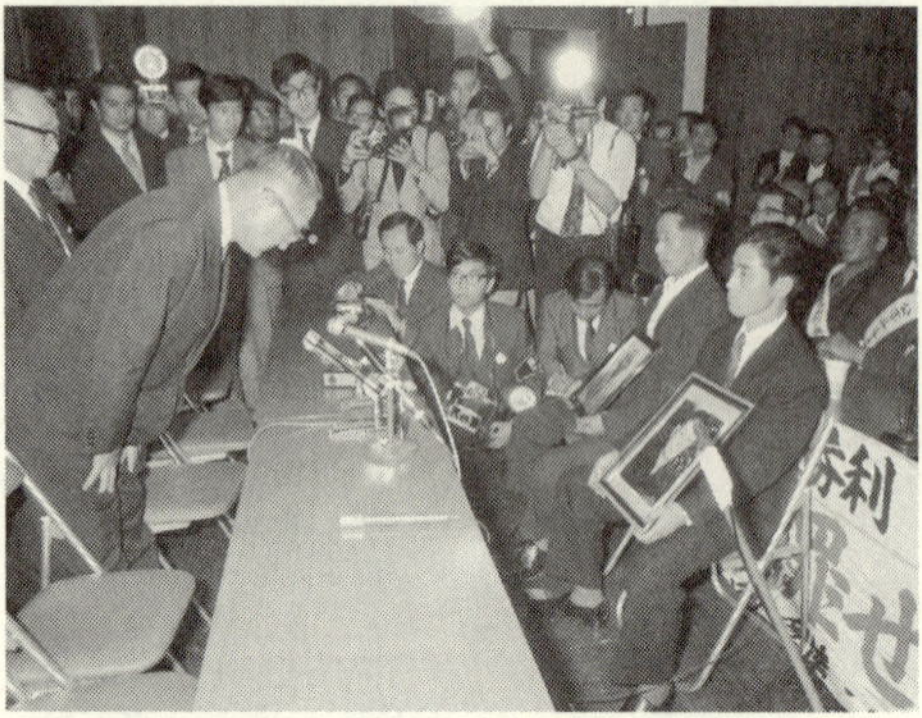

2-7 原告側勝訴を受けて東京・芝の昭和電工本社, 1971年9月30日未明 遺影に深々と頭を下げ謝罪する鈴木治雄社長

門前に達したとき、被告企業が汚染源でないことを証明しない限り、原因物質を排出したことが事実上推認される。

②鹿瀬工場の排水中にメチル水銀が含まれており、それが阿賀野川沿岸住民を水俣病に罹患させることがあっても、故意と裏づける証拠はない。

③過失はあった。化学企業として有害物質を企業外に排出させないよう常に安全に管理する義務がある。しかし被告企業は、熊大研究班の有機水銀説などに謙虚に耳を傾けることはなく、十分な調査分析を怠り、メチル水銀化合物を副生させた。ところがそれに気づかず、無処理のまま工場排水とともに放出し続け、沿岸住民を水俣病に罹患させた。

④企業の生産活動も一般住民の生活環境保全との調和においてのみ許されるべきであり、人の生命身体に危害が及ぶおそれがある場合には、企業の操業停止まで要請されること

もある。

因果関係は立証され、故意とまでは認められなかったが、過失責任を認めた判決である。ただし、判決による補償額は要求額の約半分だった。そのため新潟水俣病被害者の会と新潟水俣病共闘会議が一体で、昭和電工と直接交渉を行い、一九七三年六月に補償協定を結ぶ。

その結果、公健法に基づいて水俣病と認定された被害者は、裁判を起こさなくても、被害者一人につき慰謝料一五〇〇万円と物価に応じて額がスライドする終身手当として年額一四二万八一〇〇円、および水俣病についての医療費と介護保険サービスの全額、一五日以上入院した場合の医療手当月額七〇〇〇〇円のほか、はり・きゅう・マッサージ、温泉療養などの給付が行われることになった。

また、一九六八年三月から漁業の損失補償を求めていた阿賀野川漁業協同組合連合会は、判決を待って昭和電工と交渉を行い、一九七二年四月に、五〇〇〇万円の補償額で妥結した。

認定審査会での「却下」の急増

しかし、その後新潟水俣病でも、熊本の水俣病と同様の認定基準をめぐる問題が起こる。

当初、一九七二年に新潟大学の椿教授がまとめた「新潟水俣病の診断要綱」は以下のよう

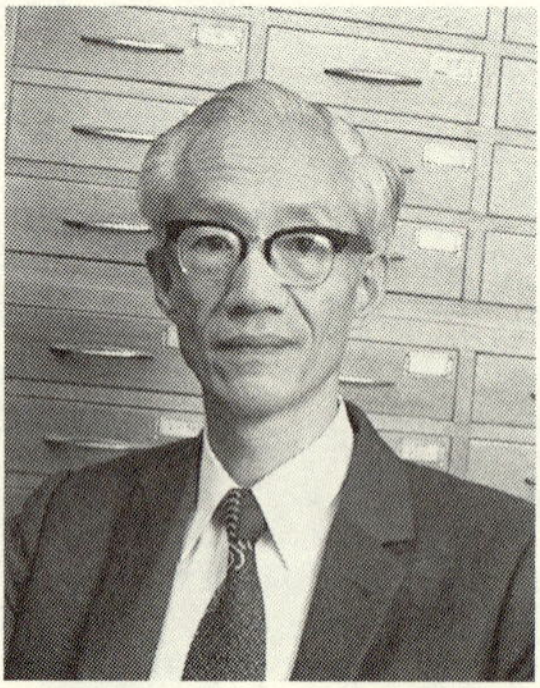
2-8 椿忠雄

なものだった。
①神経症状発現以前に阿賀野川の川魚を大量に摂取し、②頭髪（または血液、尿）中の水銀量が高値を示し、③下記の症候があること（感覚障害、視野狭窄、聴力障害、小脳症状〈言語障害、歩行障害、運動失調、平衡障害〉）、④類似の症候を呈するほかの疾患を鑑別できるとした。
注目すべきは、③に注釈をつけ、阿賀野川の魚を大量に摂取した患者であれば、感覚障害だけでも水俣病であるという診断基準を示していたことだ。

ところが、第一次訴訟判決の一九七一年以降、公健法に基づく認定申請が倍増し、一九七三年に第三、第四の水俣病が見つかったとの「水銀パニック」（第1章48頁参照）が起きると、新潟県の認定審査会（会長・椿）では、棄却される患者が増加する。

一九七一年までには一九一件中二件（一%）、七二年には三八五件のうち七件（二%）しかなかった棄却件数が、水銀パニックの起きた七三年には五一八件のうち四三件（八%）、七四年には二四三件のうち一四五件（六〇%）、七五年には二一五件のうち二〇七件（九六%）、七六年には二〇八件のうち二〇七件（九九・五%）とほとんどが棄却されるようになった。

椿は一九七五年には環境庁の専門家会議の座長に就任し、第1章でも述べた「一九七七年判断条件」をまとめる。その判断条件は、一九七二年に椿自身がまとめたものとは違い、感覚障害だけでは水俣病と認めないものだった。

すると一九七七年以降は、保留されていた審査も含めて認定審査が一挙に加速し、一九七七年では申請件数一九五件よりも多い二五二件が棄却された。認定されたのは一割に満たない一五件のみだった。同様に一九七八年では四九件の申請数に対し一五七件が棄却され七件だけが認定された。翌七九年は二件の認定に対して一四六件の棄却。その後は申請自体が激減していく。また、行政不服審査請求による異議申立てもほとんどが退けられた。

一九七三、四年頃、椿の変化に気づいた沼垂診療所長の斎藤が、「汚染の事実がはっきりして四肢の感覚障害があれば認定しても良いのではないか」と尋ねると、椿は「斎藤君、君の言うことはわかる。それは今まで認定されているよりもっとピラミッドの底辺まで認定しろということだろう。しかし、そうなったら昭和電工や国はやって行けるだろうか」と答えたという。斎藤の「政治的に医学を歪めることではないか」との問いには「でもねー」と黙ってしまったという（『新潟水俣病』）。

第二次訴訟と二度の政治決着

こうして、一九七七年判断条件で認定されなかった患者たちが、司法判断を求めるようになる。

一九八二年（昭和五七）六月二一日、未認定患者九四人が国と昭和電工を相手取って慰謝料五一億四八〇〇万円の請求を新潟地方裁判所に提起する。新潟水俣病第二次訴訟である。これには第八陣まで二三四人が原告に加わった。

第二次訴訟における原告の主眼は、昭和電工に賠償責任を負わせると同時に、認定基準の誤りを問い、第二の水俣病を発生させた国の責任を確定することにもあった。そのために元環境庁長官大石武一は原告側証人として法廷に立ち「行政というものは国民の権利、人権を守るためにだけある」（『新潟水俣病の三十年』）とまで証言した。

先行して行われた第一陣は、提訴から一〇年が経った一九九二年三月三一日にようやく判決が出された。九四人のうち三人は提訴後に行政認定され、九一人は水俣病であると認められ、昭和電工に対しては損害賠償請求の支払いが命ぜられた。しかし、水俣病の発生を知りながら水質二法（第1章23頁参考）や行政指導で排水規制を行わなかった国の責任は退けられた。

その間にも患者たちは次々と亡くなり、第一陣九四人のうち一九九五年までに約半数の四三人が亡くなった。

水俣病の発生から約四〇年、新潟水俣病の発生から三〇年が経ち、裁判の長期化にともない患者たちの間から「生きているうちに救済を」との声が高まったのも無理からぬことだった。そこで第１章でも触れたように、熊本の水俣病については一九九五年九月に与党三党（自民党、社会党、新党さきがけ）が政治解決最終策を提案し一二月一五日、村山富市首相は、「水俣病問題の解決に当たっての内閣総理大臣談話」を、閣議決定した。

新潟では自主交渉によって熊本の政治解決策に準じた解決協定を締結した。昭和電工が二六〇万円の一時金を支払い、国と県が医療手帳を発行して医療費、療養手当などを支給する。この救済策を受ける者は、紛争を終結させ、今後損害賠償を求める訴訟及び自主交渉並びに公健法による認定を求める活動を行わないとするものだった。

早期解決を望んだ新潟水俣病被害者の会、弁護団、新潟水俣病共闘会議は合意し、第二次訴訟に加わった第八陣まですべての原告が国への訴えを取り下げた。三団体共同は一二月一五日の内閣総理大臣談話と同日に「水俣病問題の解決に当たっての関係三団体声明」を発した。

だが解決協定によって国の責任はうやむやになる。控訴によって国の責任を確定する必要があると考えていた坂東弁護士（二次訴訟から弁護団長）は、解決協定はかつて熊本でチッソの責任を認めず行われた見舞金契約と同じであると指摘し、一一月一七日の段階で弁護団長を辞任する。

しかし、その九年後、一九九五年政治解決策に同意せず、国、熊本県、チッソに対する損害賠償請求裁判を続行していた関西在住の原告が二〇〇四年に最高裁判所で勝訴判決を得た。判決は、国、熊本県、チッソの責任を認めた上に、感覚障害だけでも水俣病であるとした。

この最高裁判決を踏まえて、新潟では水俣病の症状を持つ一二名の被害者が、二〇〇七年に昭和電工、国、新潟県に一人につき一時金一五〇〇万円と年金一四〇万円の支払いを求めて新潟地方裁判所に訴えた。新潟水俣病第三次訴訟である。第五陣まで加わり延べ二二名が原告となったが、同時並行で進めていた公健法に基づく認定申請で認定された患者や、二〇〇九年特措法に基づく救済制度に申請して訴訟を取り下げた患者もあり、一三年現在は一二名の原告が裁判を続けている。

さらに、新たな訴訟も提起された。ノーモア・ミナマタ新潟全被害者訴訟である。

これは、差別や偏見や情報不足で名乗り出ることができなかった患者を掘り起こす運動から生まれたものだ。患者家族への手紙の送付や、申請が困難だった地域への戸別訪問などで潜在患者を掘り起こした。新潟水俣病共闘会議が支援し、「新潟水俣病阿賀野患者会」が結成された。

二〇〇九年六月一二日から一〇年九月末までに和解を前提に一七三人が提訴し、一一年三月に和解が成立し終結した。昭和電工は原告一人二一〇万円の一時金と介護保険サービス利用料の一部負担に加え、団体加算金として二億円を支払い、国と県が月最大一万七七〇〇円の療養手当などを支給することとした。

語り部たちと『阿賀に生きる』

一九九五年政治解決策のもとで結ばれた新潟水俣病被害者の会や共闘会議と昭和電工との解決協定を契機に、二〇〇一年に「新潟県立環境と人間のふれあい館（新潟水俣病資料館）」が開館し、いま語り部活動が行われている。

語り部の一人で新潟水俣病被害者の会の小武節子会長は、一九七三年に公健法に基づく患者認定申請をしても棄却され二次訴訟に参加、解決協定を結んだ一人だ。

三〇歳の頃、手の節々の変形に気づき、水俣病の症状だと診療所では診断されるが、家族の反対で通院を断念。夫も同じ症状が出るが「水俣病のことが会社にわかったらクビになる」と受診すらしなかった。

先述した近四喜男も、語り部活動に参加するようになった。一九七四年に新潟水俣病の認定申請をしたが認定されずに第二次訴訟に参加、解決協定を結んだ。近喜代一を長男とする八人兄弟姉妹の六番目に生まれ、同じものを食べて育った八人のうち認定されなかった二人のうちの一人だ。

ゴーゴーという音のする耳鳴りや難聴のほか、首痛、頭痛、首下のピクつき、手足の先のしびれやカラス曲がりに現在も悩まされている。

第二次訴訟に参加した元原告たちのなかには、独特の情報発信源となった患者もいる。そのきっかけはドキュメンタリー映画『阿賀に生きる』(佐藤真監督、一九九二年)である。この映画は一九七四年に潜在患者の発掘を故郷・安田町(現阿賀野市)ではじめた「新潟水俣病・安田患者の会」事務局の旗野秀人が、ドキュメンタリー映画監督を招いて製作されたものだった。

映画の舞台は鹿瀬工場と阿賀野川河口の中間に位置する安田町。主役は田植えや餅付きなど以前と変わらない暮らしを続けている老人たち。しかし、生活者として暮らす彼らの震える手や、指先を使う伝統のサケ漁や、繊細な手先仕事を必要とする船大工仕事などで不自由を余儀なくさせる見えない水俣病が映りこんでいる。

そこには旗野の気づきが反映されている。旗野は、熊本で水俣病の潜在患者の掘り起こしを行った認定患者の川本輝夫の影響を受け、初期に見られた体が痙攣し腕がよじ曲がる劇症型の患者像を抱いて故郷・安田町に帰ってきた。しかし、患者たちを訪ね歩くうちに、暮らしのなかに見え隠れする水俣病の姿に気づく。医師たちが病像論を語るときにピラミッドの底辺で示す患者たちの存在だ。

新潟水俣病に破壊されてなお、生活を慈しむ登場人物たちに魅せられた「阿賀に生きるファン倶楽部」が毎年開く追悼集会は、新潟県内外の人を惹きつける場となっている。

動く政治——新潟県による認定基準見直し要請

二〇一二年三月一九日、水俣病の認定審査を行う熊本県、鹿児島県、新潟県のなかで初めて、一九七七年判断条件の変更を国に求める知事が現れた。新潟県の泉田裕彦知事である。国による二〇〇九年特措法に関連して、当時の細野豪志環境相に水俣病についての県の考え方を次のように伝え、二つの要望を行った。

当県における水俣病は、第二の水俣病として阿賀野川の環境を汚染したばかりではなく、人々の健康を損ない、地域社会の分断という深刻な問題を引き起こしました。そして、今もなお、いわれのない偏見や差別をおそれ被害の声をあげることのできない方がおられます。水俣病の被害に遭われた方々は、高度経済成長期に私たちが豊かさや快適さを享受してきた一方で発生した公害の犠牲となった方々であり、この方々を社会全体で支

えていくことが極めて重要であると考えます。（『要望書』二〇一二年三月一九日）

要望の一つは、被害者の切り捨てにつながらないよう二〇〇九年特措法に基づく給付の申請期限を撤回すること。もう一つは、旧来からの国の認定基準を見直すことだった。

前者については、患者団体からも申請期限の撤回を求めて全国から一〇万人を超える署名が二〇一二年七月一八日に環境省に届けられたが、一二年七月末に締め切られた。

後者については、一九七七年判断条件は、「水俣病認定申請手続における認定判断の基準ないし条件としては、十分であるとはいい難い」とした二〇一二年二月二七日の福岡高裁判決も理由に挙げていた。

新潟県の考え方の背景には、「新潟水俣病地域福祉推進条例」（二〇〇九年四月施行）がある。この条例は「新潟水俣病問題に係る懇談会」（二〇〇七年二月設置）で、新潟水俣病とは何であったかを被害者も交えて総括し、新潟県が行うべきことを提言した最終報告をもとに立案し、県議会が全会一致で成立させていた。

この条例では、「新潟水俣病患者」の定義を、一九六五年一二月三一日以前に阿賀野川の魚介類を多食したことによって、次のいずれかの自覚症状が認められることとした。

しびれ／ふるえ／カラス曲り（こむらがえり）・痙攣／見える範囲がせまい・はっきり見えない／耳が遠い・耳鳴り／味覚・嗅覚異常／言葉を正確に発せない／めまい／立ち眩み／つまずきやすい。ふらつく／物を落としやすい・手足の脱力感

（「新潟水俣病患者に係る新潟水俣病福祉手当支給要綱」、二〇〇九年四月一日制定。第三条別表1より抜粋）

この定義に申請者が該当すれば、月額七〇〇〇円の福祉手当を支給するという仕組みである。「いわれのない偏見や中傷に苦しむ人、その偏見や中傷をおそれ被害の声をあげることのできない人が存在する」（新潟水俣病地域福祉推進条例 前文）として、申請には期限を設けていない。

この定義は、一九九五年政治解決策と二〇〇九年特措法で救済策の対象とした「水俣病被害者」と同義であり、一九七七年判断基準より広義である。また、申請期限を設けた一九九五年政治解決策や二〇〇九年特措法に基づく救済策とは一線を画している。

一九七七年判断条件は、最高裁判所で「感覚障害のみの水俣病が存在しないという科学的な実証はない」（二〇一三年四月一六日最高裁判決）など三度にわたる判断が下されたが、環境省は、その後も見直しに着手していない。一九七七年判断条件に基づく「水俣病認定患

者」と「水俣病被害者」の差が放置されたまま、一九六五年の公式確認からでさえ、約半世紀が過ぎ、昭和電工による被害者の高齢化は進んでいる。

第3章

イタイイタイ病

救済に挑んだ医師と弁護士たち

イタイイタイ病略年表

1874	三井組，神岡鉱山経営開始
	明治・大正期，神通川沿いの稲の生育不良が鉱毒と報道される
1943	7 農事試験場技師として小林純が鉱毒被害を調査
1946	3 萩野昇医師，萩野病院を開業し，現地で「業病」とされていた病気解明をはじめる
1947	5 萩野，金沢大医師と共同研究
1955	8『富山新聞』が「婦中町熊野地区の奇病『いたい、いたい』病にメス」と報道．10萩野が河野稔医師と第17回日本臨床外科学会で「栄養不良説」を発表
1957	12萩野が12回富山県医学会で「鉱毒説」を発表．ただし「亜鉛」説
1959	8 神通川鉱毒対策婦中町地区協議会が農業被害の原因究明を吉岡金市に依頼
1960	5 小林，カドミウムの分析技術を学びに渡米．7 吉岡が萩野と出会い，小林のもとへ出向く.患者の骨などからカドミウム検出
1961	5 小林は神岡鉱業所と富山県知事に鉱毒病と推定されると報告．6 吉岡金市が萩野と小林の協力を得て「神通川水系鉱害研究報告書」を発表．12富山県は栄養不良説に基づき地方特殊病対策委員会設置
1963	8 厚生省が「厚生省医療研究イタイイタイ病研究委員会」，文部省が「文部省機関研究イタイイタイ病研究班」を設置
1966	5 両班で「カドミウムとの関係は未解決の点が多い」とまとめ．11萩野の呼びかけで住民が「イタイイタイ病対策協議会」結成
1967	3 富山県がイタイイタイ病の独自認定を行い，住民健康調査を開始（79年からは環境省の委託）．7 イタイイタイ病対策協議会が三井金属鉱業に出向き「天下の三井」回答を受ける．公害対策基本法成立．10新潟水俣病裁判の現場検証に同行し同患者らと交流．イタイイタイ病対策協議会の会長小松義久が島林樹弁護士と会う．12住民対象の説明会後に弁護士たちへの呼びかけが始まる
1968	3 日本公衆衛生協会が「厚生省委託研究班」を設置，カドミウム・鉛・亜鉛は，自然界に由来する微量分以外は神岡鉱業所とその関連施設から由来」と報告．イタイイタイ病裁判提訴，三井金属鉱業を相手に損害賠償請求．5 富山県におけるイタイイタイ病に関する厚生省の見解
1969	12厚生省は神通川沿岸の発生地域を公害地域に指定
1970	2 旧公健法に基づき医療費の救済
1971	6 イ病裁判，原告の全面勝訴，被告即日控訴
1972	8 イ病一次控訴審で，患者側全面勝訴，確定．三井金属，賠償に関する誓約書，公害防止協定，土壌汚染問題に関する誓約書に合意．11公害防止協定に基づく神岡鉱山への全体立入調査開始
1973	9 公健法成立
1988	5 認定申請を棄却された患者が不服審査請求（92年に棄却取消）
1993	4 環境省が骨軟化症研究班研究報告に基づき判読方法を厳格化
2012	3 農用地復元対策事業終了

神通川と三井鉱山

富山県富山市街地から田畑を抜け、神通川沿《じんづうがわ》いの国道四一号線に車を走らせると、やがてすぐに深く刻まれた谷沿いを進むことになる。その谷の深さを見ると、この川こそがまっ平らな富山平野を形作ったことが実感できる。神通川は黒部川《くろべがわ》を含む富山五大河川と呼ばれるなかで、流域面積、延長ともに県内最大だ。本流は岐阜県高山市の飛騨《ひだ》山脈に源を発し、富山県中央を貫いて日本海へと流れ出る。

イタイイタイ病が発生した地域は、神通川の傾斜が緩んだ最初の一〇キロメートル程度の扇状地である。その災禍をもたらしたのは、三〇キロメートルも上流の神通川支流・高原川沿いにある岐阜県神岡町（現飛騨市神岡町）の三井金属鉱業神岡鉱業所の鉛と亜鉛の鉱山とその製錬工場だった。

三井金属鉱業は二〇一三年現在、資本金四二一億円。国内一二拠点、アジア欧米に二一拠点、総従業員数一万人を抱え、連結で年間四一七二億円を売上げる巨大企業であるが、その原点は一八七四年（明治七）に三井組がこの神岡鉱山で鉱山経営をはじめたことによる。一九一一年に三井鉱山を設立した。

第二次世界大戦後に財閥解体の手にかかり、一九五〇年に金属部門を独立させてつくったのが神岡鉱業だ。一九五二年に三井の名の下に再結集して商号を三井金属鉱業に変更。鉛と

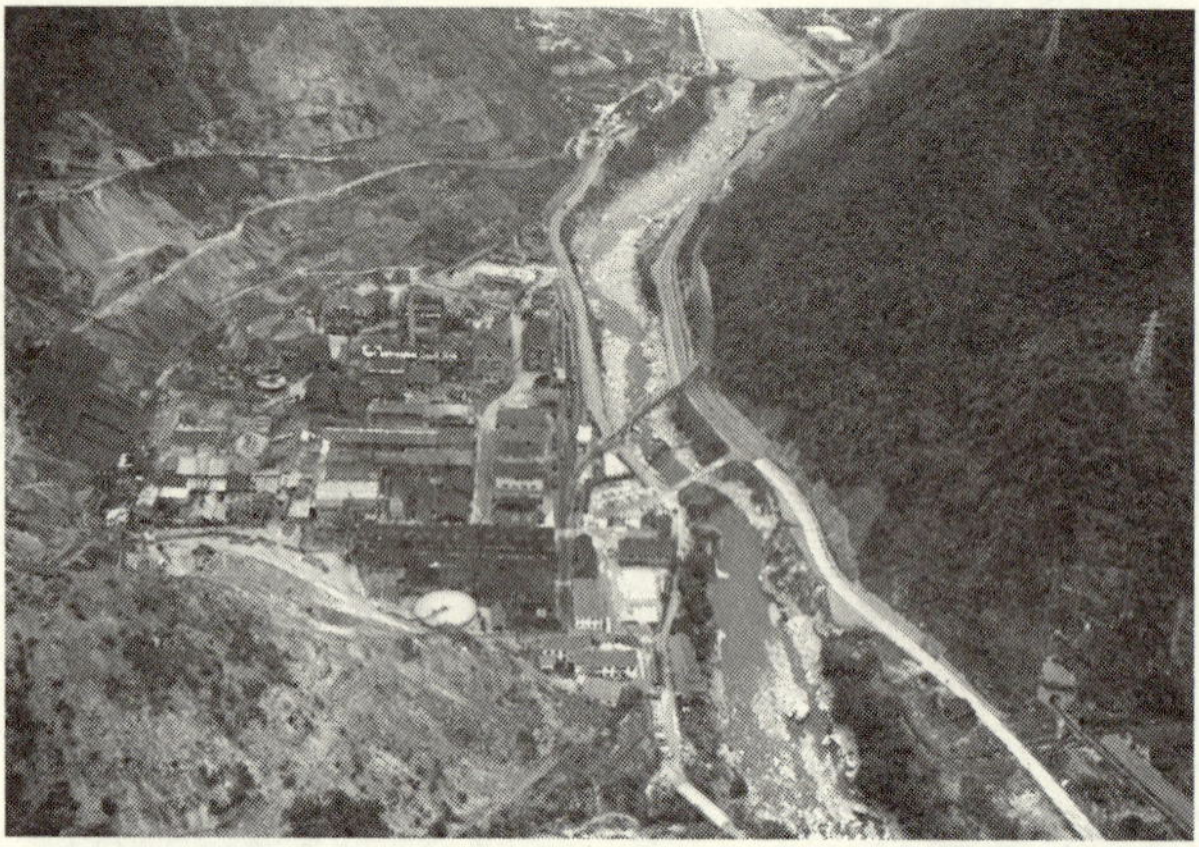

3-1　**三井金属神岡鉱業所と高原川，1971年**　川は下流で神通川と合流する

亜鉛の鉱山およびその製錬工場は、三井金属鉱業神岡鉱業所（以後、神岡鉱業所）と称するようになった。

亜鉛・鉛に必ず一定の割合で含まれるのが、イタイイタイ病の原因物質であると特定されたカドミウムである。採掘、製錬、鉱滓《こうさい》（スラグ）沈殿の過程で、漏水、浸透、流出、鉱滓ダムの決壊などにより高原川から神通川へ流出し、汚染が起きたのがこの鉱害事件だ。

三井金属鉱業総務部の尾滝義行担当部長によれば、カドミウムは、戦中は鋼鉄製の戦艦、戦後は自動車のサビ止めとして使われ、それ自体が貴重な金属である。ただし、神岡鉱山の場合は、カドミウムが目的ではなく、亜鉛と鉛を採掘した結果、含有していたものだった。

現在の「神岡鉱業」は、三井金属鉱業が一〇〇%出資をして一九八六年五月に新たに設立した子会社である。資本金四六億円、従業員数五三八人で金属リサイクル業を営んでいる。破砕したバッテリーを分別、溶融、電解処理して鉛地金や銀地金を製造販売している。鉱山跡の地下空間は、ニュートリノを解明する科学研究施設、カミオカンデ、スーパーカミオカンデに利活用されてきた。

工場施設は神通川支流の高原川に面して細長く立ち並び、ツンと鼻を突く臭いを漂わせている。山の輪郭がくっきりと見えるほどまばらな立木は、風の通り道となる下流沿いも含めていまだ回復途上である。

埋もれていた「業病」

神岡鉱業所の鉱害が懸念されるようになったのは一九世紀末だった。明治時代に北陸で発行されていた『北陸政報』（一八九六年四月二四日）は「鉱毒の余害《よがい》」と報じている。神通川から水を引く「上新川郡新保村大久保村等」の田地の稲の生育が非常に悪く、原因は上流の「飛州」（現岐阜県北部）にある各鉱山から流出した鉱毒ではないかとの憂慮が記されている。

それから二〇年後の大正時代、『北陸タイムス』（現『北日本新聞』一九一六年一一月一日）は「騒ぎ出した鉱毒」の見出しで「三井家所有の神岡鉱山」の鉱毒が大問題となり、農林省の農事試験場の技師による実地の踏査によって、「樹木に及ぼす害毒は甚だしい」こと、「既

イタイイタイ病発症地域

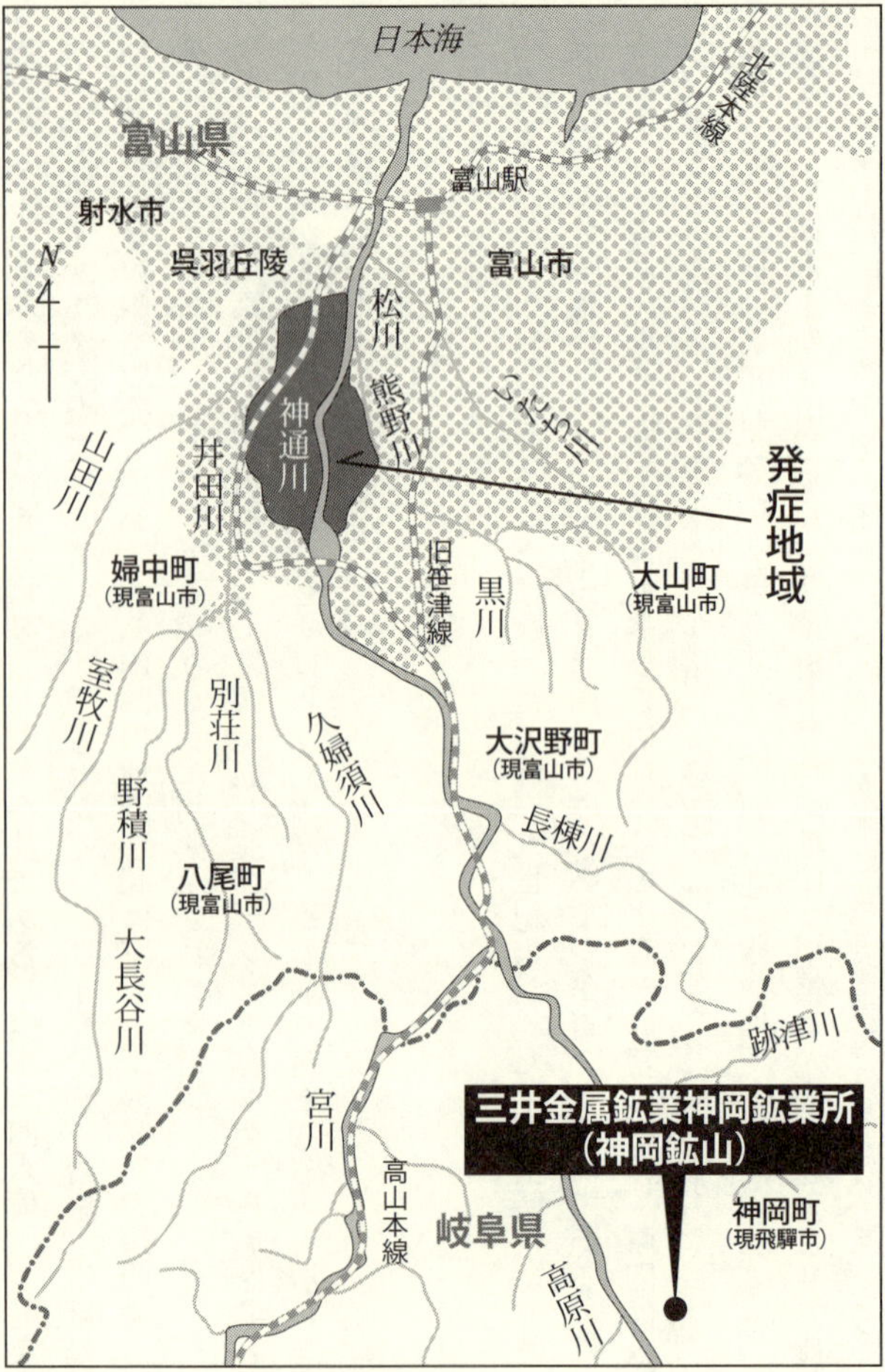

イタイイタイ病発症地域（詳細）と概要

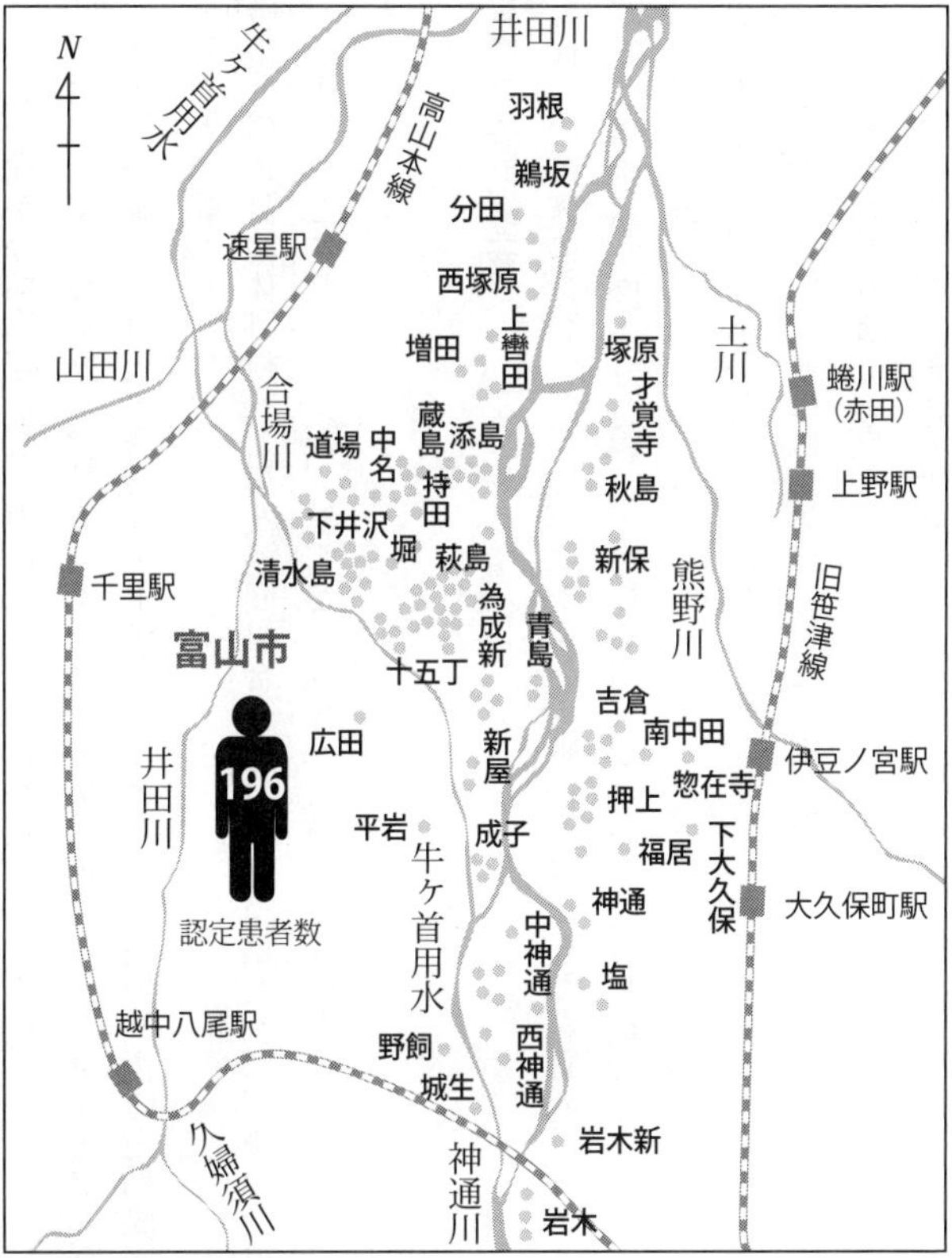

註：地図内の点は患者の居住地域

●認定患者数

生存者数４人／累計196人／申請件数254人（2013年７月末現在）

●要観察者数

生存者数１人／337人（2013年７月末現在）

に三井家に向かって損害賠償を申込んだ」ことが報じられている。

昭和に入ってからも鉱害は続く。第二次世界大戦前には、神通川のアユが死んで川に浮かび、神通川流域の各村長・農会長・水産会らによる「神通川鉱毒防止期成同盟会」が抗議を繰り返したと報じられている。

戦後も周辺自治体町村長と農業協同組合長などが神岡鉱業所に、農作物被害に対して補償金を要求したとされる。だが、鉱害が、人体へも被害を及ぼしていることは知られていなかった。

萩野昇医師の開業

人体への被害に気づいたのは第二次世界大戦後に復員した萩野昇医師である。萩野は神通川やその用水路に囲まれた婦中町《ふちゅうまち》に曽祖父が創設した萩野病院を一九四六年（昭和二一）に亡き父から継いだ。

「この地方には、身体が痛くなり寝たきりになる人がたくさんいました。私が小学生時分は、若いときは働いて年をとれば身体はあちこち痛くなって、しまいには動けんようになって寝たきりで死ぬんだなと、人間の一生とはそういうものだと思っておりました。それが萩野先生が戦争から戻って、病院を開業して地域を歩かれるなかで、実はそれがこの地域にだけに起きていることがわかっていきました」

こう語るのは、「イタイイタイ病対策協議会」（以下、対策協議会）の結成から現在まで副会長を務めている高木良信（一九三〇年生）だ。

高木の母よし（一八九三年生）がこの病気に罹患し、発症から亡くなるまでの様子は、のちの裁判の訴状に次のように記されている。

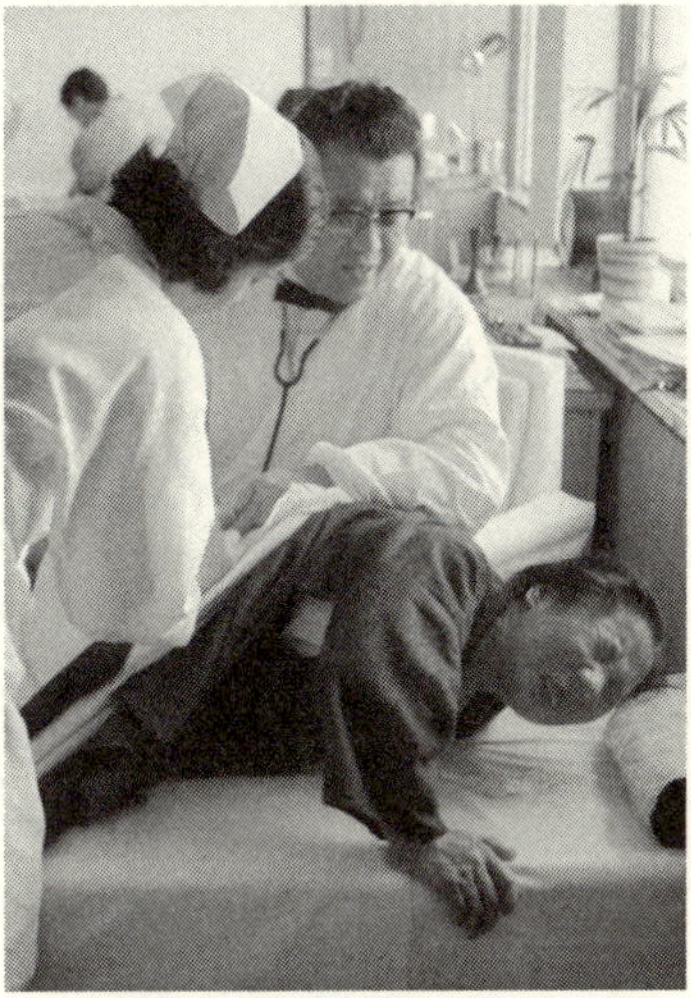

３－２　患者を治療中の医師萩野昇

昭和三〇年〔一九五五年〕一二月八日死亡　昭和二〇年頃から手足がしびれ、大腿部、腰部に痛みが生じた。二四年頃からは歩き方がアヒルのように身体を横に振った歩き方になり、二七年頃には急に悪化、這うことしかできなくなってしまった。二八年からは床についたまま、食事、用便等全て人の助けを借りていた。火葬時、骨は正常人の三分の一、それも麩のように軽い骨であった。

（イタイイタイ病訴訟弁護団編『イタイイタイ病裁判記録〈第一集〉』）

対策協議会の初代会長、小松義久（一九二五年生、故人）の母も祖母も、イタイイタイ病を患い亡くなった。『北日本新聞』で連載した「わが半生の記」で祖母を大嫌いだった理由を次のように書いている。

ずっと寝たきりで、体に触られると激痛が走るため、近づくと「来るな」と怒られました。今から思うと、孫と遊べなかった祖母もつらかったはずです。母は昭和二三年〔一九四八年〕ごろから痛みを訴え始め、ヨチヨチと体を振って歩くようになりました。二、三年で田んぼ仕事もつらくなり、座って畑仕事をするのがやっとでした。

激痛——「私だけでたくさん」

この病気に罹患した者は、その病名が表すように体中が痛み、きわめて厳しい生活を送らざるを得なかった。

小松みよは、婦中町に二二歳で嫁ぎ、発症してからの日々の暮らしを、のちの法廷で証言した。小松は身長が三〇センチ縮んだという。その証言を、松波淳一弁護士が著書『カドミウム被害百年——回顧と展望』で要約している。

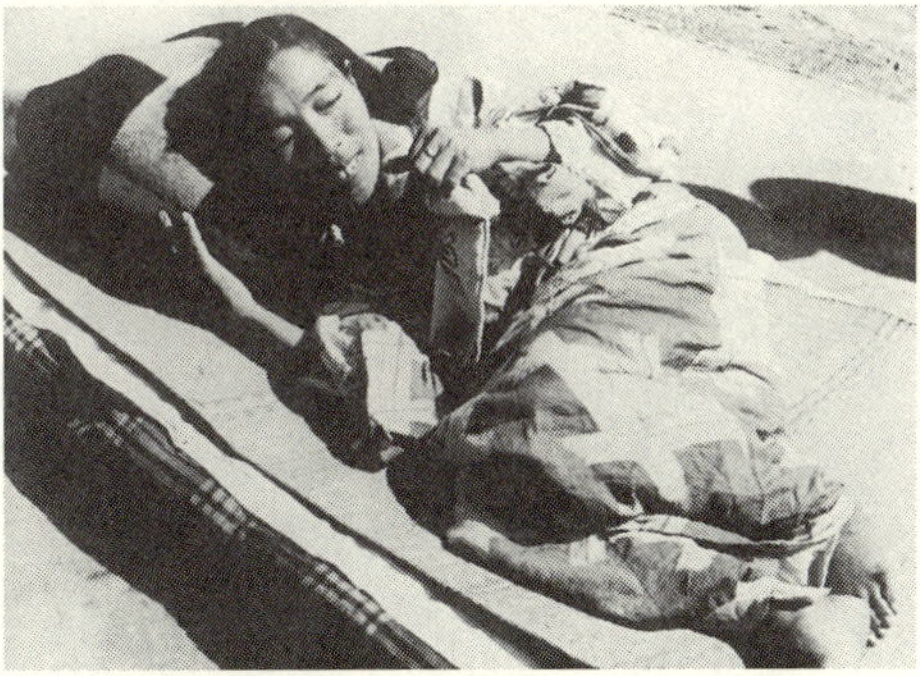
3-3 病院に畳ごと運ばれた患者・小松みよ，1955年

私が最初に痛みを感じましたのは昭和二七年〔一九五二年〕の四月か五月ころ、三五歳くらいのことです。息を吸うでしょう、その時に痛かったのです。息を吸っても痛いし、深呼吸しても痛いし……針で刺すようにチクンチクンとすごく痛かったのです。はじめ肋間が痛くて、やがて腰が痛くなって、腰から足へいきました。一番最後に手が痛くなったのです。くしゃみがどうしても出るような時はどこか固定したところに摑まってするのですが、その時の痛みと言ったらすごいのです。〔中略〕歩くのも最初は杖をつかないで、アヒルの歩くようにして歩いていたのですが、だんだん足が痛くなる、しだいに歩けなくなって今度は杖をついて歩きました。〔中略〕這って歩くようになったのは昭和二九年の暮れころです。

〔中略〕

お風呂なんかには全然入れませんでした。お湯沸かして拭いてもらっていました。拭けないところは子供に拭いてもらいました。力を入れると痛いから《静かに拭いてや、静かに拭いてや》と言って拭いてもらっていたのです。歩けなくなってからは便器を使いました。その便器の始末は主人と子供、主に当時小学四年生くらいの子供にしてもらっていました。〔中略〕

朝ご飯は主人が支度をして、〔中略〕それで後片付けや、私の昼ご飯や子供の弁当は子供にしてもらったのです。昼ご飯はお茶椀に一杯でご飯盛ってその上に小皿をかぶせてオカズを何か作って、そして少しお茶椀に入れて私のそばにハンカチにくるんで置いておったのです。〔中略〕

夕食は私の前にコンロを持ってきて炭をおこして、それで子供に食事を作ってもらって、子供は眠くなるから先に食べさせるのです。そのあと、私が主人の帰ってくるまで食事をしないで待っているのです。それで帰ってこない時はそのまま食べないで寝てしまうこともいくらもありました。どうしていいのか、私がこんな病気で寝ていなかったらこんなこともないだろうと思って、死にたいとか、子供が寝てしまうと子供の顔を見ては泣いていました。

のちに裁判で原告を弁護した島林樹《たつる》弁護士は、訴訟の委任状をもらいに原告らの家を尋ね歩いたときのことをこう語る。

「原告となる大上ヨシさんのところへいき、来意を伝えたら、おばあさんが、『あんな痛い思いをするのは私だけでたくさんだ。私は裁判の途中で死んでしまうだろう。だけど私は姉はん（嫁さん）たちがまた同じような痛みに会うんだと思ったらとても黙ってはおれない。だから、先生、裁判でもなんでもやってください』って言うんだ」

針を刺すような痛みで動けなくなり、寝たきりになって死んでいく、このすさまじい健康被害は、稲の鉱毒被害と同時進行で起きていながら、同じ原因によるものとしては、少なくとも一九五五年まで認識されていなかった。

いまでこそ、カドミウムの影響を受け、カルシウムが不足するなどの条件がそろえば出産経験のない女性や男性にも発症することがわかってきた。しかし、当時は、原因を突き止めることなど考えもつかない、人間にはどうすることもできない経産婦に多い「業病」だと片付けられていたのである。

「痛い痛いさん」から「イタイイタイ病」へ

萩野医師は自分には手に負えないと考えて、富山市内の県立中央病院、市立富山市民病院、富山赤十字病院に患者を送ってみたことがある。しかし、糖尿病、多発性神経痛、リューマチ、脊椎《せきつい》カリエスと診断されて患者は送り返されてきた。

一九四七年（昭和二二）五月からは、金沢大学医学部の恩師のもとにいた兄弟子の宮田栄教授と共同研究をはじめていた。レントゲン、血液、尿検査の結果、骨軟化症らしいというところまでは判明した。だが、骨軟化症の通常の治療法であるビタミンDの投与では治療効果がないことがわかったが、一九五五年に宮田が病に倒れ、研究は頓挫する。

この一九五五年八月四日、医師会に出入りしていた『富山新聞』の八田清信記者が「婦中町熊野地区の奇病『いたい、いたい病』にメス」と記事を書く。萩野が中年を過ぎた女性が全身何十ヵ所となく骨折し、痛い痛いと泣き叫びながら死んでいく患者が多数いると話したことに興味を示し、往診へ同行して書いたものだった。

「ふとんの重さでも胸や足の骨が折れてしまうので、こたつのやぐらの下の足わくをはずして、その上にふとんをかけてある」と、その驚きが記されている。地域住民と医師だけが知っていた病が世に伝えられはじめたのはこのときだ。

原因不明で萩野病院で「痛い痛いさん」と看護師たちが使っていた呼び名は、記事の上で

「イタイイタイ病」と称され、以後、この名がそのまま定着する。その後、国際的にも「Itai-Itai Disease」で通用するようになった。

記事ではまた、「婦中町萩島、添島、蔵島の三地区〔旧熊野村〕に大正十二、三年（一九二三、二四年）ごろから『イタイ、イタイ病』といわれる病気にかかる者が多く、すでに百人余りが死亡、現在は重症者四十二人、初期とみられるもの六十三人がこの奇病に悩まされており、どうしてもなおらぬところから『業病』とあきらめている人さえいる」と報じた。この記事の後追いで、『北日本新聞』は「これまで、これほどの奇病が医学の光にさえぎられていたのがまず不思議な話だが」（一九五五年八月一四日）と書いている。

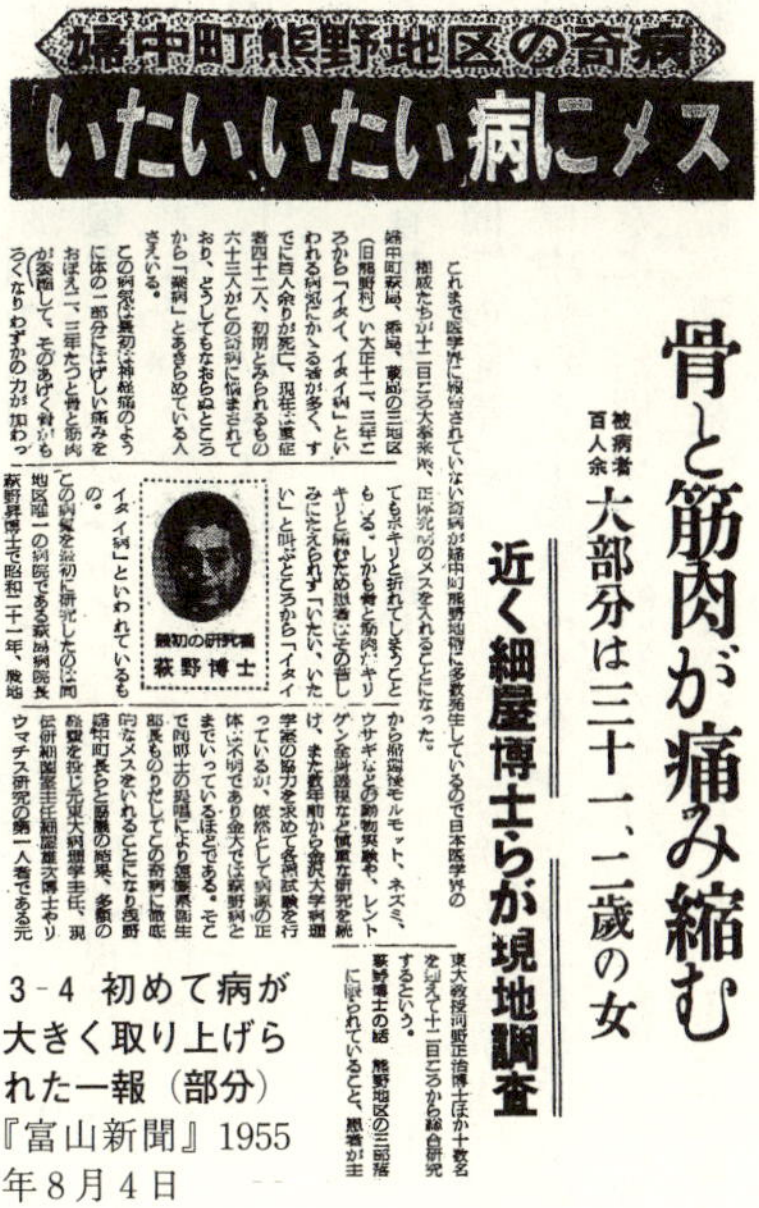
婦中町熊野地区の奇病
いたい、いたい病にメス
骨と筋肉が痛み縮む
被病者百人余　大部分は三十一、二歳の女
近く細屋博士らが現地調査

これまで医学界に報告されていない奇病が婦中町熊野地区に多数発生しているので日本医学界の権威たちが十二日ごろ大挙来県、[illegible]のメスを入れることになった。

婦中町萩島、添島、蔵島の三地区（旧熊野村）に大正十二、三年ごろから「イタイ、イタイ病」といわれる病気にかかる者が多く、すでに百人余りが死亡、現在は重症者四十二人、初期とみられるもの六十三人がこの奇病に悩まされており、どうしてもなおらぬところから「業病」とあきらめている人さえいる。

この病気は最初は神経痛のように体の一部分にはげしい痛みをおぼえ二、三年たつと骨と筋肉が萎縮して、そのあげく骨がもろくなりわずかの力が加わってもポキリと折れてしまうこともある。しかも骨と筋肉がキリキリと痛むため患者はその苦しみにたえられず「いたい、いたい」と叫ぶところから「イタイイタイ病」といわれているもの。

最初の研究者　萩野博士

この病気を最初に研究したのは同地区唯一の病院である萩野病院長萩野昇博士で昭和二十一年、[illegible]から動物モルモット、ネズミ、ウサギなどの動物実験や、レントゲン全身透視など慎重な研究を続け、また数年前から金沢大学病理学者の協力を求めて各種試験を行っているが、依然として病源の正体は不明であり金大では萩野病とまでいっているほどである。そこで同博士の提唱により県厚生部長ものりだしてこの奇病に徹底的なメスをいれることになり浅野婦中町長らと協議の結果、多額の経費を投じ元東大病理学主任、現伝研細菌室主任細屋雄次博士やリウマチス研究の第一人者である元東大教授河野正治博士ほか十数名を迎えて十二日ごろから総合研究するという。

萩野博士の話　熊野地区の三部落に限られていること、患者が主[illegible]

3-4　初めて病が大きく取り上げられた一報（部分）
『富山新聞』1955年8月4日

鉱害による「業病」「奇病」とされたものが、地域外の人に知られるまでに約半世紀かかった。そしてその原因が鉱山にあるとわかるまでにはさらに時間を要することになる。

「これが働き手であればもっとはやく問題視されていたんだろうと思います。男尊女卑の時代で、被害にあったのが女性だったから、救済が遅くなったと言えるかもしれない」と対策協議会会長髙木勲寛は語る。

「栄養不良説」から「鉱毒説」へ

『富山新聞』の記事には「リウマチ研究の第一人者」が登場する。河野稔医師である。

河野は婦中町から小松みよ、大上ヨシら二人を病気の原因や治療法を研究することに協力する代わりに、治療費や入院費を免除するいわゆる「学用患者」として東京の自らが院長を務める病院へ連れ帰った。その結果は、早くも一九五五年（昭和三〇）一〇月、第一七回日本臨床外科学会で「栄養不良説」として河野・萩野の名前で発表される。これは病気の原因を、栄養不良と過労とし、骨軟化症に似た病気であるとした。

萩野は翌一九五六年にも栄養不良原因説を日本整形外科学会で他研究者と共同で、発表したが、徐々に原因が栄養不良では納得がいかなくなってくる。病気が起きている地区は、模範農村として何度も表彰され、他の地域の農家と生活様式が変わらない。この地域だけが栄養が悪いとは考えられなかったからだ。

萩野がイタイイタイ病の原因は神通川にあると直感したのは、一九五七年に患者が発生した場所を地図の上に落としたときだ（121頁地図参照）。患者がいたのは神通川をまん中に、東は、神通川に注ぐ支流・熊野川、西は、支流・井田川に挟まれた地域だけだったからである。東側には新保用水が、西側には牛ヶ首用水があり、どちらも神通川の水を取り入れ、それは田んぼの灌漑《かんがい》と生活用水の両方に使われていた。当時は川の水をそのまま家に引き入れて飲み水や煮炊きに使っていた。

一九五七年一二月一日、萩野は第一二回富山県医学会で、開業以来の一九四六年から診た九三人の患者についてまとめ、初めて神通川に関わる鉱毒説を発表する。

ただし、このときの萩野の鉱毒説は亜鉛によるもので、根拠とした論文を読み違えていた。富山県医学会は、読み違いだけを見て一蹴し、患者の痛みの原因を究明しようとする萩野に、協力を申し出る者はいなかった。

一方、当時、富山県厚生部は、河野・萩野の発表をもとに、小魚や肝油などを食べるよう患者に指導していた。だが、患者の健康はまったく改善しなかった。

農業鉱害と人間公害

萩野による最初の鉱毒説が一蹴されてから二年半後、転機が訪れる。それは、「神通川鉱毒対策婦中町地区協議会」が、農業被害の原因解明を農水害問題の専門家である吉岡金市同朋大学教授（農学博士・経済学博士）に依頼したことによる。

当時を知る高木良信はこの頃のことを次のように覚えている。

萩野先生は、医療活動で往診に回って、鉱毒以外にないといわれたが、その頃、若かったし、売名行為だと批判され、しばらくなりを潜めていた。そのうちに、この地域の田んぼの水の取り入れ口の稲の育ちが非常に悪い、戦争中には拠出制度が農家にあって減収で割り当てを達成できないこともあった、鉱毒の被害かもしれんと農学の先生を呼んで現地を見てもらったんです。そうしたら、田んぼの水の取り入れ口から離れれば離れるほど生育はよくなっている。「これだけ農作物に被害があるなら、人体にも影響があるのではないか」とその先生が言ったんです。

吉岡はイタイイタイ病の存在を知らされ、一九六〇年（昭和三五）七月三一日に、萩野に会いに行き、彼の協力を得て、一〇ヵ月の調査後、一九六一年六月に『神通川水系鉱害研究報告書――農業鉱害と人間公害（イタイイタイ病）』に結果をまとめた。

そこで吉岡は、後述する協力者を得て、克明に流域の地質、鉱山、鉱物、河川水、農業用水、水田土壌をサンプリング。調査地域がほかの地域と比べて、鉛、亜鉛、カドミウムで高濃度に汚染されていることを明らかにした。そして、患者の毛髪、血液、臓器のなかに鉛、亜鉛、カドミウムがあることを確認し、イタイイタイ病の原因は重金属、特にカドミウムによる中毒症であると結論付ける。

吉岡の報告は、「農業鉱害の調査からスタートして病気の原因としてのカドミウムの公害にたどりつくまでの論理が見事である」と、のちに公害問題の第一人者宇井純が『公害の政治学』で高く評価している。

しかし、調査を依頼した婦中町地区協議会の反応は複雑だった。調査依頼者であり吉岡と萩野を引き合わせた協議会の青山源吾会長は、校正前の報告書を吉岡から受け取り、二ヵ月後の一九六一年八月八日に、吉岡にお礼とその後について報告する手紙をしたためた。

そのなかで青山は「過去の鉱毒問題は農作物に限られていたが、新事実は、社会問題として発展して来て居り、相当な決意を必要とする」とし、このことが農協長、町長などの会合で協議されたと記している。

また、「吉岡報告書は絶対に公開してはいけない。これには一種の偏見があって、かえって各方面の反感をよび起すだけであり、地元をますます不利にするものである。とねぢ込むむきもあります」と、その危惧を伝えている。

手紙の最後に、「先ず第一に運動を起すことから始めたいと存じて居ります」（以上『カドミウム被害百年』）と書かれていたが、この運動はすぐには起こらなかった。青山らのそもそもの依頼は、農業被害と鉱毒の関係であり、得体の知れない業病を農作物と同じ鉱害として認めることへの地域としての抵抗があったのである。

患者の骨から検出されたカドミウム

吉岡の研究には、カドミウム検出・分析を行った協力者がいた。小林純岡山大学教授だ。

小林は戦前に農事試験場技師として、神通川沿岸地域の農業被害調査を命じられた経験がある。そのときの調査結果を一九四三年（昭和一八）七月に上司へ報告したが、そのなかに「神岡鉱山神通川沿岸鉱毒被害状況」という表がある。被害を四段階に分け、「収穫皆無と被害が七割以上」、「被害が七割から五割の間」「被害が五割から三割の間」「三割以下」とし、鉱毒被害の総面積は一〇〇〇町歩（約一〇〇〇ヘクタール）に達していた。

ところが、報告の本文では、「広範囲の地域に亘《わた》り軽微ながら被害は」あるとした。「軽微」と記述した理由について、小林は後年の裁判のなかで次のように証言している。

　被害を防ぎますためには鉱山側で〔中略〕立派なダムをつくって徹底的に廃滓を流さな

3-5 産地別白米中のカドミウム含有量の比較図

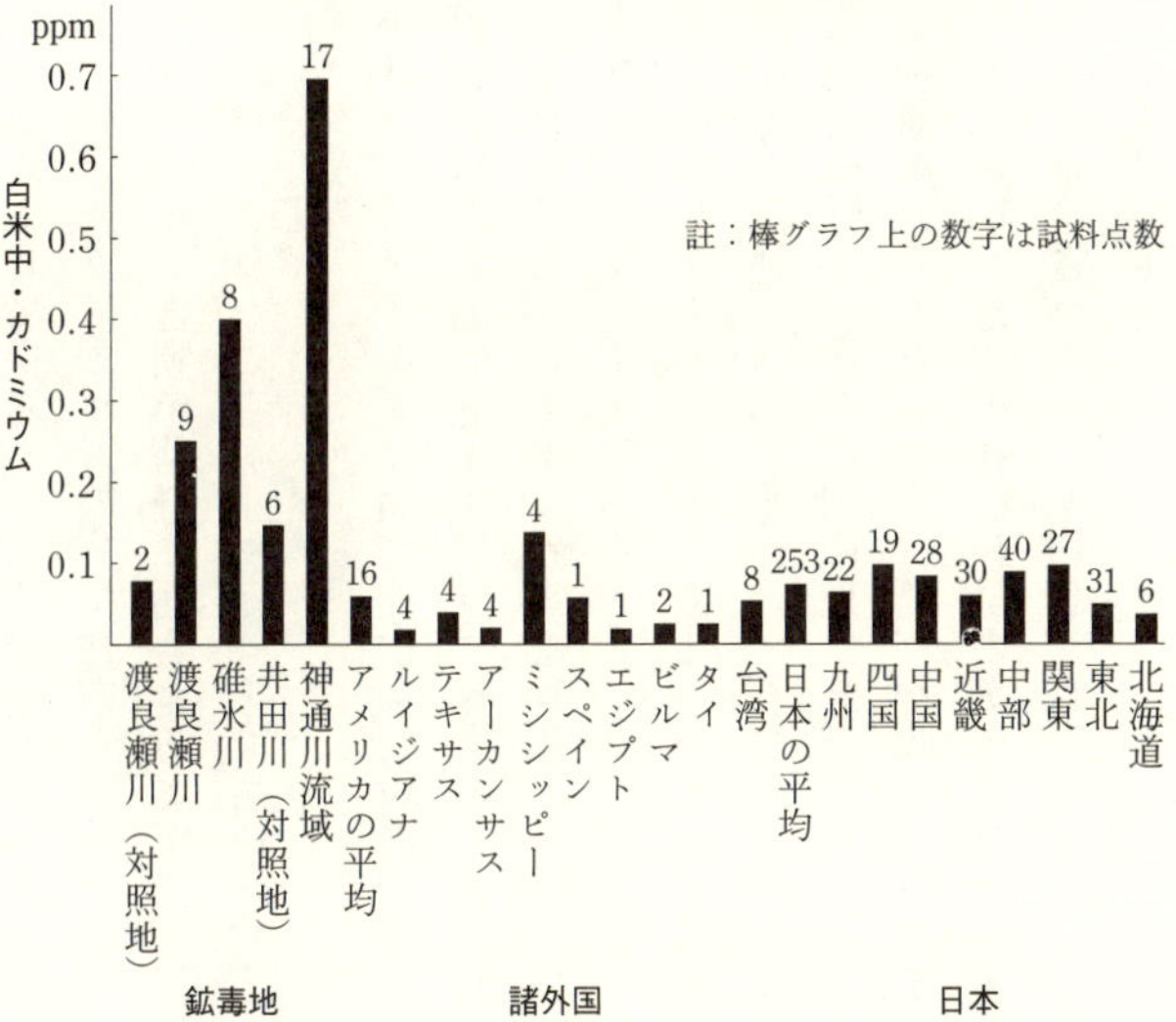

いことが望ましいのですが、あの何も資材のない戦時中に、それは頭から問題になりません。〔中略〕もしも、これが鉱毒であると書きましたら、お百姓は〔中略〕一生懸命つくる気が無くなってしまいます。そのほうが食糧増産のためにプラスになるという配慮から、実際目でみたような被害を書かなかったわけです。（『公害裁判』）

戦時が鉱害対策を遅らせたのである。

そして戦後、小林は新聞や雑誌で鉱毒説で孤軍奮闘している萩野を見、一九五九年に萩野に手紙を書き、患者たちの使う井戸水と神通川の水をポリエチレンの瓶に入れて送るように依頼した。小林はその後一九六〇年五月から三ヵ月間、米国テネシー大学でカドミウムの分析技術と毒性を学んで帰国した。

一九六〇年、吉岡が萩野に面会するまでに、萩野の送った水から鉛、亜鉛、ヒ素、カドミウムが検出されたことを小林は知らせていた。吉岡は萩野からその事実を聞き、小林に会いに行く。

小林は、イタイイタイ病で死亡した患者の骨と内臓を分析する必要があると吉岡に指摘、吉岡と萩野は富山県立中央病院に保存してあった患者の骨、腎臓、肝臓など内臓の資料を届け、小林はそこからカドミウムを検出した。

小林は、テネシー大学の研究者シュレーダー・Hがカドミウムは腎臓に溜《た》まり、亜鉛のあるところに必ずカドミウムがあるという説を思い出す。また、ドイツの医学書に慢性カドミウム中毒の記述を吉岡が見つけ、萩野がそれがイタイイタイ病とそっくりであると指摘した。

吉岡と萩野が、さらに別の死亡患者の骨と、イタイイタイ病発生地区の田んぼの土、米、稲、神通川とその支流の水、魚、神岡鉱業所の工場排水などを試料として小林に送った。

一九六一年五月、小林は萩野の案内で神岡鉱業所と富山県知事を訪れ、イタイイタイ病が鉱害病と推定されることを報告、萩野は吉岡との連名で六月二四日の日本整形外科学会でこの内容を報告した。

小林は次いで、亜鉛、鉛、カドミウムなどの金属がイタイイタイ病を起こすか、動物実験で確かめるために、萩野と連名で米国立衛生研究所に研究費助成を申し込み、一〇〇〇万円の研究費交付を受けた。小林はその後、ラットにカドミウムを与えて、骨軟化症が再現される結果など、多くの調査結果（3-5）を日本衛生学会などで発表した。

富山県と国の消極姿勢

吉岡、萩野、小林の努力にもかかわらず、富山県は一九六一年（昭和三六）一二月になっても、何事もなかったかのように、再び、栄養不良説の立場から「富山県地方特殊病対策委員会」を設置した。

一方、一九六三年になり、厚生省は「厚生省医療研究イタイイタイ病研究委員会」を、文部省は「文部省機関研究イタイイタイ病研究班」を設けた。

ただし、どちらも金沢大学医学部の医師が班長であり、栄養不良説に好意的な立場だった。一九六六年五月に両班が集まり「イ病〔イタイイタイ病〕は腎の尿細管の変性で起こった骨軟化症との印象だがカドミウムとの関係は未解決の点が多い」とまとめ、翌年一月に提出した「いわゆるイタイイタイ病に関する調査研究報告」もそれを踏襲した。

しかし、一九六七年に日本公衆衛生協会が厚生省の委託で「厚生省委託研究班」を組織し、

「カドミウム・鉛・亜鉛は、自然界に由来する微量分以外は神岡鉱業所とその関連施設から由来」との結果を含む報告『イタイイタイ病の原因に関する研究』を六八年三月に発表する。

前後して、富山県では一九六七年に「イタイイタイ病患者及び疑似患者等に関する特別措置要綱」をつくり、公費による医療費負担をはじめた。三月には県が集団検診を行って患者七三人、要観察者一五〇人を認定する。しかし、このときは三井金属鉱業の責任とは無関係な制度だった。

イタイイタイ病を取り巻く環境が変化するなかで、住民の間では無風とも言える数年が過ぎていった。

「萩野先生にはっぱをかけられた」

その住民たちが動きはじめたきっかけは、原因究明を続けてきた萩野の存在による。高木良信が当時のことをこう語る。

昭和四一年〔一九六六年〕夏に、萩野先生からちょっと来てくれと呼ばれたんです。「俺がこれだけイタイイタイ病の原因はカドミウムだ、神岡のせいだというのに、お前さんたちは黙っておいていいのか」とはっぱをかけられたというか、叱られたんです。

私ともうひとり、患者を抱えている家の者と二人に声がかかりました。ウチは母が昭和三〇年一二月に亡くなりましたが、その解剖所見があったし、萩野先生もそれは使っていたからでしょう。

熊野には一三集落あり、集落ごとに一人ずつ総代を出す「総代会」があった。高木は自分には荷が重いと思い、その足で、総代会長小松義久のところに行き、総代に呼びかけて熊野地区で萩野の話を聞く機会を設けようと働きかけた。小松の住む青島集落には七軒のうち三軒に三人の患者がいた。高木は次に小学生のときの恩師で公民館長をしていた笹井久作のところへ行き、同じように声をかけ、小松と笹井の話し合いにより、一九六六年一一月に萩野の話を聞くことになった。その席でイタイイタイ病対策協議会（対策協議会）をつくることが決まる。萩野の指名で小松が会長、高木が副会長となった。

会長小松は婦中町議を四期、議長も含めて務めた地域の指導者だった。後年になると、その地盤を継いで同じく町議を四期務めた高木勲寛が小松からの「お前せい」の一言で二代目会長を引き受けた。小松の判断力と決断力は対策協議会設立当初から小気味よかった。

「天下の三井でございます」

イタイイタイ病対策協議会の結成が決まると、高木良信副会長によれば、「小松さんは『イタイイタイ病は地域の問題だ。誰がなるかわからないから熊野地区全戸加入だ』と言って、一〇〇円ぐらいだったと思いますが、総代を通じて会費を集めました」。

会計は、婦中町の熊野支所長が務め、対策協議会をつくったからには水道を引いてもらおうと、県庁に要請に行くが県は腰を上げない。神岡鉱業所へは対策協議会をはじめ婦人会や公民館の代表が直接出向いた。一九六七年（昭和四二）に神岡鉱業所へ直接交渉に行ったときの話は、関係者の間で語り継がれている。

高木の記憶によればこうだ。一九六七年の米の作付け前の四月か五月に、対策協議会の住民が初めて神岡鉱業所を訪ねた。門の外で二時間以上待たされ、そのあげくに代表しかなかに入れず、神岡の鉱毒で悲惨な病気が出ているので補償をしていただきたいと口頭で申し入れたが、とりつく島もなく追い出された。

そこで再び婦中町役場、県議会議員に陳情をしたが、やはり取り上げてもらえない。そこで七月二四日の暑い盛りに、七名が正式な要請書を携えてあらためて出向いた。要求の内容は、鉱毒を神通川に流さず、日本海までパイプで持っていくこと、原因を認めて被害者に謝罪し、治療費と遺族への補償をすることであった。今回は全員がなかへ入ることができた。

高木によればそのときに出てきた神岡鉱業所次長は次のように言ったという。

「現在、国の機関が調査をしている最中であり、その結論のなかに多少なりとも三井に責任があるとおっしゃいますれば、こんな遠いところ、暑いなかをお出でにならなくても、わが社の方から出向いて補償に応じます。逃げも隠れもしない、天下の三井でございます」

ただし翌日「忘れ物がありました」と、置いてきた要請書が速達で会長小松のもとに送り返されてきた。

提訴への決意——新潟水俣病被害者の言葉

この一九六七年（昭和四二）六月は、各地で起きていた公害のうち、新潟水俣病患者が初めてその被害を提訴したときだった。

対策協議会の七名が神岡鉱業所に出向いたのと同じ頃、富山県の「社会保障推進協議会」（以下、社保協）幹部からは新潟水俣病裁判の現場検証がある一〇月に、行って見てくればどうかと言われる。社保協は社会党（当時）と日本労働組合総評議会（総評）がつくった社会保障制度の改善をめざした組織である。対策協議会のメンバーは裁判に訴えることを考えてはいなかったが、会長や副会長らが新潟に向かった。

彼らは、新潟地方裁判所が昭和電工鹿瀬工場や患者の家を訪ねて行った現場検証に二日間立ち合った。「もちろん工場のなかに入ることはできませんでしたが、鹿瀬町に行き、案内を受けて排水口と排水がそのまま川へ出ているのが見えました。患者の家を訪ねたり、その様子を見たりして、私らも、団体でやっていても素人集団で、行政頼みでもダメだし、やっぱり司法の場に出て白黒つけるしかない、待っていても町が、県が調査するわけでもない。裁判しよう、と決意して帰ってきた」と高木副会長は語る。

その際、新潟水俣病被災者の会の近喜代一会長が「人間、誰でもそうだけれど、川で溺れて、そこに漆《うるし》の木が生えておったとして、これはかぶれるから捕まられんと言っておれるか。命が危なかったら、なんにでも捕まらにゃしゃあないじゃないか」と言った言葉が、小松会長はもちろん、自民党支持者の多かった対策協議会メンバーの腑に落ちた。

「当時、被害者の支援団体はみな共産党や社会党の人たちで、保守系の人は参加していなかった。でも、かぶれたってしゃあない。応援してくれるのはありがたいからやっぱりやろう。誰がやろうと構わんじゃないかと腹が決まったんです」

新潟水俣病の被害者の声が背中を押し、裁判の準備は一九六七年暮れからはじまった。

対策協議会会長の小松は、裁判のために直接被害を受けた人だけの団体にしようと考え、あらためて参加者を募った。熊野地区だけだった対策協議会は解散し、宮川、新保、大沢野など神通川の左岸右岸の一八〇軒余りが、新たなイタイイタイ病対策協議会の会員となった。

そして、裁判に向けて弁護士選びがはじまった。

地元出身の弁護士の思い

イタイイタイ病被害者を支援することになる弁護士たちは、富山を故郷に持つ二人の弁護士による呼びかけで結集する。

一人は弁護士登録二年目で、東京の法律事務所でイソ弁（居候弁護士）を務め、のちに原告団事務局長となった島林樹である。一九六七年（昭和四二）夏、東京から婦中町の実家に帰省し、座卓に置かれたイタイイタイ病検診の予定を掲載した役場の公報誌を手にしたのがきっかけだった。島林の実家の周囲三方には、神通川から取水する牛ヶ首用水が流れ、中学の頃は、学校から帰ってその川の水を汲んで風呂に水をはり沸かすことが仕事だった。「川が白濁して風呂桶にはれなかったり、死んだアユやウグイが白い腹を見せて流れてきたりするのを実体験として持っていた」と語る。実家を通じ、公民館館長の仲介で小松会長に会ったのは一〇月一〇日。小松の記憶によれば、島林が「私は鉱毒によって死んだ川魚を見ている証人であり、この村に育った者として当事者であり、弁護士でもある」と手紙を書いたことで実現した面会だ。

その初めての面会で島林が「この問題の解決には裁判しかない」と語り終えると、小松が

「実は富山の弁護士に相談したら、神岡鉱業所が鉱毒を流したのは太平洋戦争中で、二〇年以上経つともう時効ではないかと言われた」と言う。それに対して島林は「現にいま被害が出ているんだから、そんなバカな話はない」と答えを返した。

その日のうちに島林は、小松とともに萩野医師に会い、イタイイタイ病患者のスライド写真を見せられながら説明を聞いて衝撃を受け、小松に「訴訟しかない」とさらに力説した。

そのとき小松は、「対策協議会のみんなに説明する機会をつくりたい」と言い、一一月二二日に熊野公民館で訴訟に必要な準備や展望について島林の話を聞く説明会を開く。小松に同行取材をしていた記者が「イタイイタイ病訴訟に協力者　弁護引受けたい　婦中出身の島林さん」(『朝日新聞』富山版一〇月一一日付)と報じている。

なお、対策協議会は、興信所に島林の人物調査を依頼し「政治的には無色」であることを確かめ、「政党色があると結束を損なうので政治的無色はいい」と話し合って任せることにした。島林はのちにこのことを知らされる。

左派系弁護士たちの合流

一〇月一一日の記事に反応した弁護士がいた。富山を郷里に持ち一九六五年(昭和四〇)に高岡市で仕事をはじめたばかりの松波淳一弁護士である。松波は雑誌などですでにイタイイタイ病について知っていたが、一九六七年秋に京都で開催された自由法曹団の総会で、新潟水俣病裁判を手がけはじめた坂東克彦弁護士に、「松波くん、きみのところでイタイイタイ病があるんだ。とりかかったらどうだ」と声をかけられたのがきっかけだった。

そこで松波は、自由法曹団と青年法律家協会（青法協）の北陸支部の会員に呼び掛けて、一週間に一度の法律論を交えた勉強会を開きはじめる。そのときに目にしたのが島林弁護士の記事で、勉強会で協議したところ「地元の人達の意向とその弁護士の様子を見てきた方がよい」と言われて説明会に行く（『カドミウム被害百年』）。

なお、自由法曹団は労働争議を契機に結成された左派系弁護士の団体である。また、青法協は当時、若手の裁判官、検察官、弁護士、法学者で構成された法律の研究会だった。一九七一年に青法協所属の裁判官が再任を拒否される事件が起きて裁判官が抜けていくまでは保守から革新まで幅広い参加があった。

こうして一一月二二日に熊野公民館で開かれた島林の説明を聞く会には、二〇人ほどの住民が参加したほか、訴訟を支援しようと考えていた松波や自由法曹団の北陸支部代表、富山県社保協事務局長も出席していた（『朝日新聞』富山版一一月二四日）。

島林と松波はこのとき初めて会い、島林は東京に戻って青法協に支援を要請し、松波が富山県弁護士会を中心に支援を呼びかけることに決めた。

呼びかけの結果、青法協の元議長だった近藤忠孝弁護士は、家族を説き伏せ家を処分して富山市内に移り住んで事務所を開設する。近藤はのちに共産党の参議院議員となっている。

団長・正力喜之助

また、富山県弁護士会からは正力喜之助弁護士が松波の呼びかけに応じて弁護団長を引き受けた。正力は正力松太郎〔元衆議院議員・読売新聞社社主〕の甥であり、保守地盤の住民たちにとっては申し分のない団長だった。

高木副会長は正力について、以下のように語る。

喜之助さんが正力松太郎に相談に行ったら、「おまえ、金儲けよりも、歴史に名が残ることを一つぐらいやってみろ」と言われたそうです。やはり正力団長の影響は大きかったと思う。大門町長〔現射水市〕も務めた信頼の厚い人だった。これは正力団長本人から聞いた話ですが、三井からは「うちの弁護士を引き受けてくれ」という話がきたが、断ったそうです。すると、「三井の弁護団になることがはばかられるんだったら、せめてイタイイタイ病の弁護団に加わらんでくれ」という話があったそうです。

島林弁護士が聞いた話では三井は菓子折を持って挨拶に来て、「先生あんな若い血気盛んな連中の弁護団と一緒にやったら突き上げにあって大変ですよ。だから降りてもらえないか」と言ったという。正力はそれに対して「法廷で会いましょう」と答えたという。

こうして、政治的無色、左派、保守の幅広い弁護士が手弁当で働く弁護団の準備が整い、被害者が提訴を決定したときには、「我々弁護団は思想信条党派をこえて、ヒューマニズムの立場の下に結集」したとの声明文を弁護団として発表した。

鉱業法一〇九条を根拠とした提訴

一九六八年（昭和四三）三月九日、三井金属鉱業を相手取り、イタイイタイ病による被害に対する損害賠償を請求する裁判が富山地方裁判所に提起された。

第一次訴訟は「どこからみても被害が確実な人を代表として出そうと一四戸二八人の原告が決まった」（高木副会長）という。請求額は一律に生存患者に四〇〇万円、死亡患者に五〇〇万円とした。第一次に続いて、一九六八年一〇月八日に二次（原告三五一人）、一〇月一〇日に第三次（原告四六人）と第七次まで合計一八二人が原告となる。

訴えの内容は、イタイイタイ病は、カドミウムによる腎性骨軟化症である。三井金属鉱業が神岡鉱業所で亜鉛と鉛の選鉱製錬過程で生じる排水を神通川上流の高原川に放流し続け、堆積した鉱滓が雨水で川に流出するのを放置していたことによって起きたものである。鉱業法第一〇九条により、三井金属鉱業がその損害を賠償すべき義務があるとした。

鉱業法とは、鉱山開発について定めた法律で、弁護士たちは鉱業法一〇九条により、三井金属鉱業が鉱物の掘採のための排水などによって下流で健康被害が起きた事実があれば、故意過失にかかわらず賠償義務がある、いわゆる「無過失責任」があるとした。

この訴えに対して被告は、製錬などの工程や鉱滓を積み上げて出てくる排水は可能なかぎり清浄化した上で放流したと事実を否認、鉱山とイタイイタイ病との因果関係も、さらにはカドミウムがイタイイタイ病の原因であることも否認し、「原告の症状は知らない」と主張した。

したがって、争点はカドミウムによってイタイイタイ病が発症するか否か、また原因物質であるカドミウムが神岡鉱業所から来るものであるかどうか、二つの因果関係が争われることになった。

戸籍を賭けた闘い

第一次の提訴からわずか二ヵ月後の一九六八年（昭和四三）五月八日に、厚生省が「富山県におけるイタイイタイ病に関する厚生省の見解」を出す。

政府として初めて「イタイイタイ病の本態は、カドミウムの慢性中毒によりまず腎臓障害を生じ、次いで骨軟化症をきたし、これに妊娠、授乳、内分泌の変調、老化および栄養としてのカルシウム等の不足などが誘因となつてイタイイタイ病という疾患を形成したものである」とカドミウム原因説を認めた。また、「神通川上流の三井金属鉱業株式会社神岡鉱業所の事業活動に伴って排出されたもの以外にはみあたらない」とし、原告への追い風となった。

しかし、控訴審まで入れると裁判は一九七二年まで四年間続く。

手弁当での支援を決めた若手弁護士たちにとっては、東京、大阪、名古屋、高岡からの交通費が自腹で、打ち合わせも含め二泊三泊の宿泊費が必要となり、経済的な負担が大きかった。高木副会長はこう語る。

「弁護士からは原告の家を回っていると皆、大きな家に住んでおるし、貧乏だと思わん。私たちは自腹でやっとるが、なんとかならんかという話が会議で出たんだそうです。そのときに正力団長が、『いくらかかるのか。今、患者に金を出せというと、弁護士はやっぱり金が欲しいから集まってきたんだと言われる。わしらそんなつもりではない。悲惨な目にあっている人を応援しようと思ってきている。いくらいるのか、自分の名前で借金をしてでも出す』と発言されたそうです」

高木はこれを聞いて、「弁護士の人は患者のウチへ来て泊まってくれ、旅費も実費ぐらいは私たちが用意しよう」と申し出て原告から二万五〇〇〇円ずつを集めに回った。

「一軒一軒回っていると、『本当にこの裁判は勝てるんけ』『出した金は戻ってくるんけ』と聞かれるわけです。それで総会のときに、私は『負けんと思ってやっとうがだ〔やっている〕。もしも負けたら嘘をついたことになるから、この地におれんようになる。そのつもりでやっとうがだ。皆さんそのつもりで協力してくれ』と言うたんです」

それを弁護士近藤が聞き、「地元の役員のもんが、負けたら、ここを出て行くつもりでおる。戸籍を賭けた闘い」だとほかの弁護士たちに伝えた。この「戸籍を賭けた闘い」はイタイイタイ病裁判の代名詞のようになる。

正力弁護団長もさらに動いた。

「弁護士たちが無報酬でやっているのに、地元の議会が黙っていていいのか」

その問いかけに、全県下の市町議会が支援決議を上げる。また、地元の婦中町議会は訴訟費用支援決議を可決し、一九六九年度予算に一〇〇万円のイタイイタイ病対策調査費を計上した。

「富山県知事は、裁判の当事者の片方に自治体が支援するとは何事だ、公費の無駄遣いだと圧力をかけましたが、婦中町では、『地域の住民を守るために支出する金だ。個人に出すわけではない。被害者はこれからも出るかもわからん。そのためには婦中町としては裁判を勝たさなければならない』となったんです」と高木は振り返る。

一方で、弁護士のもとには、三井神岡鉱業の「鉱害賠償関係沿革資料」「栃洞選鉱史」などの被告関係者が保管している内部資料がもたらされた。そこには、明治期や大正期に鉱害賠償問題があったことや、一九三〇年代に土砂崩壊や廃滓の流出により神通川の漁業被害が出て補償を行った事実が記されていた。

他方で、被告から裁判所に対して、裁判所の知識を補うために識者を呼んで話を聞くよう「鑑定申請」が行われたが、原告側は「被告申請の鑑定は裁判の引き延ばし以外の何ものでもない」と批判。一刻も早く審理を終えて患者を安心させてくださいと、裁判官に懇願した。

勝訴判決から控訴審へ

三六回の審理と四回の現場検証を経て結審し、判決が出たのは一九七一年（昭和四六）六月三〇日だった。富山地裁の判決は原告の全面勝訴だった。その要旨は次のようなものだ。

神岡鉱業所からの排液などとイタイイタイ病との間に因果関係があることを認定する。そのような説明が科学的に可能な以上、被告が主張するカドミウムの人体に対する作用を数量的に厳密に確定することや、口から摂取したカドミウムが人間の骨中に蓄積されるかどうかは、カドミウムと病との因果関係の存否の判断には必要がないというものだった。

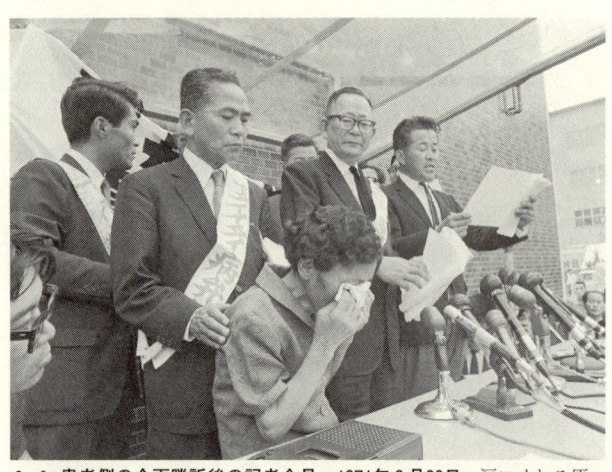

3-6 患者側の全面勝訴後の記者会見，1971年6月30日 涙にくれる原告代表小松みよ．彼女から右に正力喜之助弁護団長，小松義久対策協議会会長

これに対し、被告の三井金属鉱業は即日控訴した。判決の一週間後、一九七一年七月八日に『北日本新聞社』のインタビューに答えた三井金属鉱業の尾本信平社長は、カドミウムとイタイイタイ病の因果関係が明白になっていない、一審判決では納得できないと答えている。

一方、原告は損害賠償請求額を生存患者八〇〇万円、死亡患者一〇〇〇万円と倍にしてこれに対抗した。「企業側の対応をみていると損害賠償額が公害の防止対策費用より安ければ、損害賠償額を支払い続けて公害対策をやらないという資本の論理が機能しているように見えた」と、その理由を島林弁護士が述べている。

なお、富山地裁は、第一次訴訟判決から

半月後の一九七一年七月一七日に第一回の公判を開き、二次から七次訴訟までを一本化し、被害の有無と程度を立証する審理だけを行った。因果関係については、第一次訴訟とともに名古屋高裁金沢支部の控訴審で争われることになる。

「ビタミンD不足説」をめぐる論戦

一九七一年（昭和四六）九月二〇日にはじまった控訴審でも、三井金属鉱業は一審とほぼ同様の主張を行った。注目された証人は、一審では原告が根拠に使った「カドミウム原因説」を支持する論文を書いてきた腎臓に関する権威の武内重五郎金沢大学医学部教授だった。

武内は、一審と控訴審の間にイタイイタイ病の原因を「カドミウム原因説」から「ビタミンD不足説」に変えていた。それは、神通川流域におけるカドミウム汚染の程度や期間が同じような他地域で、イタイイタイ病が発症していないのであれば、「カドミウム原因説」は考え直さなければならないというものだった。

これに対し原告弁護団は、本人への尋問によって武内が「カドミウム原因説」から「ビタミンD不足説」に変わるまでに、どのような状況も証拠も変化をしていない、合理的な理由を持ち合わせていないことを、明らかにした。

また、ビタミンD不足説については、対策協議会のもう一人の副会長だった江添久明が

「同じ地理的、社会的条件の下で、どうして大沢野、大久保、新保だけがビタミンDの不足となるのでしょうか」「三つの地域で食事が違いますか」と問うと武内は答えに窮する。

さらに、弁護団が手分けをして、カドミウム汚染が疑われている生野鉱山（兵庫県）、対馬鉱山（長崎県）、細倉鉱山（宮城県）、北陸鉱山（石川県）の四ヵ所とその関係流域へ出向き、神通川との差異を次のように明らかにした。

①神岡は他の鉱山より亜鉛生産量がはるかに多く操業期間も長い。②ほかの鉱山周辺住民は工場排水の流れる川水を生活に利用していない。③カドミウム汚染田の範囲は富山県が極端に多い。ここに武内の主張は完全に破綻する。

一九七二年四月二四日、第一〇回の審理を終え、名古屋高裁金沢支部は被告からのさらなる証人申請を退けて結審した。

八月二日、三井金属鉱業の尾本社長が判決の一週間前に環境庁で記者会見し、「控訴審判決に服し上告しない」「第二次ないし第七次訴訟も和解にしたい」と発表。しかし同時に「裁判とは別にカドミウムとイタイイタイ病の因果関係などの科学的な真実究明」を続けるよう環境庁長官に要請したと語った。そこでは、同社常務の高島節男が「地動説を裁かれたガリレオの《それでも地球は回る》との心境だ」と述べていた（『北日本新聞』一九七二年八月三日）。

勝訴確定と三井金属鉱業本社での交渉

一九七二年（昭和四七）八月九日、名古屋高等裁判所金沢支部は、原告の請求を認める判決を下した。「三井は一億五〇〇〇万円払え」の文字が新聞には躍った。実際には請求総額一億四八一九万円に提訴時からの遅延損害金も加わり、総額は二億二〇〇〇万円を超えた。

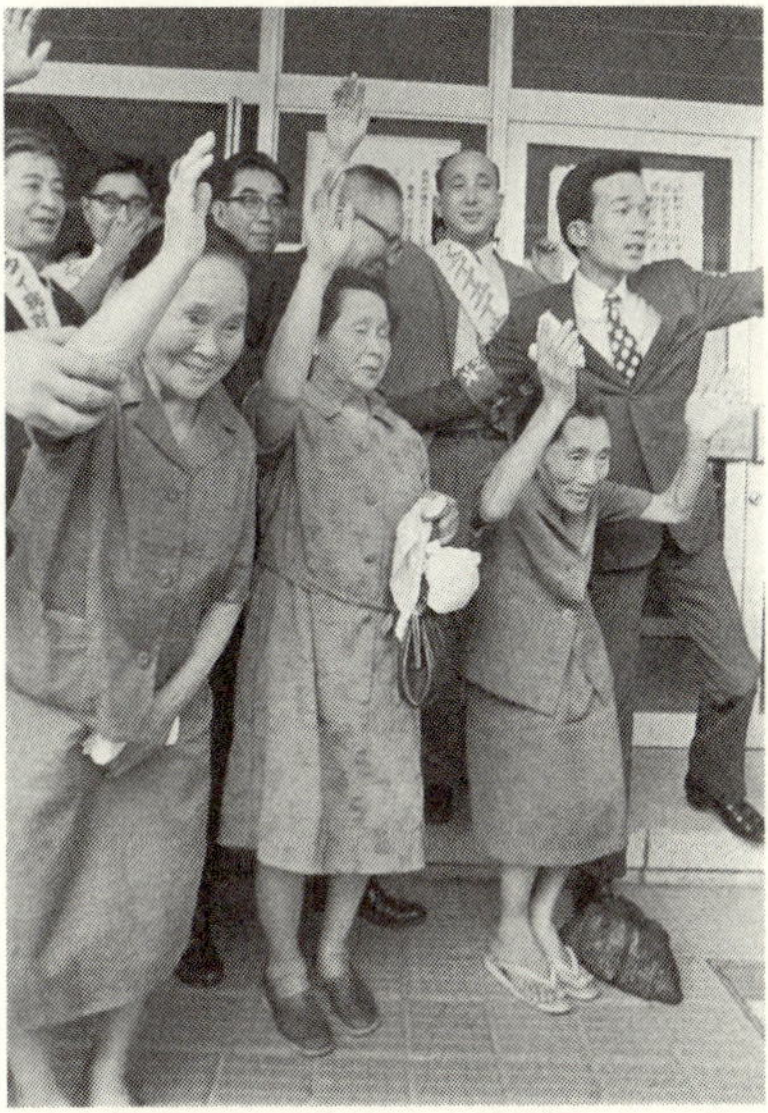

3-7　控訴審でも患者側の全面勝訴，1972年8月9日　判決後，痛む体でバンザイをする3人の患者たち．右端の小松みよはイタイイタイ病のため身長が縮んでいた

原告と弁護団は「完全勝利を獲得した」と声明を発表し、判決の夕方、約二〇〇人がバスに分乗して富山駅前を出発、東京の三井金属鉱業本社に向かった。小松会長が「今日の勝利をテコに因果関係を認めさす」（『富山新聞』一九七二年八月一〇日）と述べ、翌日の交渉に臨んだ。交渉は午前一〇時から午後九時まで一一

時間におよび、最終的に対策協議会など原告側、弁護団と三井金属鉱業の尾本社長が、三つの協定・誓約書に同意の署名を行った。

賠償に関する誓約書と公害防止協定

一つは、「イタイイタイ病の賠償に関する誓約書」で、三井金属鉱業は以下の誓約をした。①イタイイタイ病の原因が三井金属鉱業の排出するカドミウムなどの重金属によるものであることを認め、今後このことを争う一切の言動をしない。②第一次から第七次までの患者と原告一八二人に、控訴審で確定した通りの賠償金を支払う。③原告以外の認定患者および要観察者に対しても、同様に賠償する。④イタイイタイ病に関わる治療費、入通院費、温泉療養費、その他の療養関係費の全額を請求に応じて支払う。

これによって以後、公健法により認定患者や要観察とされれば、裁判を起こすことなく協定に基づく賠償を受けられることになった。

二つめは「公害防止協定」である。対策協議会、弁護団と三井金属鉱業に加えて土壌汚染被害を受けた三地区（熊野、鵜坂、速星）の協議会が名を連ね、三井金属鉱業に今後再び公害を発生させないことを確約させた上で、次のような協定を締結した。

①三井金属鉱業は、対策協議会らが指定する専門家が、最終排水処理施設や廃滓堆積場な

どに立入調査し、資料収集することを認める。③公害に関する施設の拡張・変更に関する資料を提供する。③公害防止に関する調査費用はすべて三井金属鉱業の負担とする。

以来、一九七二年（昭和四七）一一月を皮切りに毎年一回、総勢約一〇〇名を超える住民、学者、弁護士らが参加して立入調査を行い、一九七三年一月には「神通川流域カドミウム被害団体連絡協議会」を結成した。三井金属鉱業側は、住民を支援する有識者の提案も取り入れながら汚染源の特定と対策を進めた。その結果、たとえば一九七五年から七六年の分析で、汚染源の一つは工場地下を暗渠《あんきょ》で通過する北陸電力の水路への浸みだしだと特定される。立入調査費や委託研究費は二〇〇九年までの累計で約二億六〇〇〇万円、これらの調査研究に基づく公害防止投資額は二〇四億円に上る。

これによって、一九七二年と九二年を比べると、八つある排水口におけるカドミウム排出量は月三五キロから月五キロへと七分の一に、排煙から排出されるカドミウムは月五キロから一キロへと五分の一に減った。また、かつての汚染地域の上端に近い神三ダムの水質調査地点のカドミウム濃度は0・0007mg/リットル《リッ トル》と、環境基本法に基づくカドミウムの水質環境基準0・003mg/リットル《リッ トル》を大きく下回るようになった。「緊張感ある信頼関係ができた」と対策協議会の高木勲寛会長は語る。

土壌汚染問題に関する誓約書――汚染米の二つの基準

三つめは「土壌汚染問題に関する誓約書」である。これは三井金属鉱業が、汚染地の作付け制限による損害や、農用地復元対策などによる農家の損害を賠償するとの誓約だ。

これによって、農用地土壌汚染防止法に基づく農用地復元対策事業が行われた。食品衛生法で定められた玄米中のカドミウム濃度基準値1ppmを超える農地を指定して、耕作を禁止し、土を入れ替える事業である。合意形成に長期を要し、事業着手が一九八〇年となったため、上流から下流へ順次進めて完了したのは二〇一二年。総事業費は四〇七億円となった。

指定された汚染農地は一六八六・二ヘクタールにのぼったが、実際に復元された農地は八六三ヘクタールにとどまった。残り半分の土地では離農が進み、富山県総合運動公園など多くの公共施設に公費負担で農地転用が行われた。また、復元はしたものの後継者不足などで離農した農家や、新たな土での耕作に難渋する農家もあった。

なお、農地復元費用は、協定では三井金属鉱業の一〇〇%負担になっていたが、実際には、三九・三九%に軽減し、国が約三〇%、県が二五%、市町が二%を負担することとなった。富山県農林水産部農業技術課によれば、汚染源は三井金属鉱業による汚染以外にもあると見なし、関係審議会の議論を経て「公害防止事業費事業者負担法」に基づき、応分の負担割合を決めたと言う。

また、時間のかかる復元事業を待てずに、農地の下にある川砂利を販売して経費を捻出し、田んぼ（一二〇ヘクタール）を「自主復元」した宮野東部地区のような地区もある。

三井金属鉱業から休耕補償を受ける対象は、一九七〇年に食品衛生法で玄米中のカドミウム濃度基準1ppm以上の米が産出される農地とした。その一方で、食品衛生法上は食用として販売可能な玄米中カドミウム濃度0・4ppm以上、1ppm未満の米も、同年の農水相談話で消費者の不安に配慮して国費で買い取り流通させない方針を立てた。

食品衛生法で0・4ppm以上を規制すれば、その対策費や旧耕補償は三井金属鉱業が払うことになるため、この二つの基準を設けることで三井金属鉱業の負担は事実上、軽減されたことになる。

なお、二〇一一年になり、食品衛生法に基づく玄米中カドミウム濃度基準は0・4ppm以下に厳格化された。その背景には、一九九八年以来、国連食糧農業機関と世界保健機構の合同食品規格委員会が国際基準を0・2ppmに厳格化しようとした動きがある。渡辺伸一奈良大学教育学部准教授によれば、基準の厳格化に貢献したのは、低濃度のカドミニウム摂取でも腎障害が発生することを明らかにした日本の研究者たちだという。だが皮肉なことに、国際会議の場で基準厳格化の提案に反対したのは日本政府だった。厚労省もこれを事実と認めている。

カドミウムによる腎障害

ところで、カドミウムの体内への大量摂取による慢性中毒がわかったのは、第二次世界大戦後である。スウェーデンのカロリンスカ研究所の研究者が、アルカリ蓄電池工場労働者の尿に蛋白尿、しかも通常より分子量の小さい蛋白尿を検出したことにはじまる。

二〇一三年現在、萩野病院院長を務め、イタイイタイ病の研究を続けている青島恵子医師の解説によると、現在までにわかった人体へのカドミウム汚染とは次のようなものである。

カドミウムが人体に摂取されると、腎臓と肝臓にとどまる。肝臓ではカドミウムが他の物質に変化して無害化されるので障害を起こさない。しかし、腎臓では障害が起きる。

腎臓の役割は血流を濾過して有用なものを体内に戻し、不用なものを尿として排泄することである。前者を「再吸収」と呼び、この再吸収を行うのが腎臓の「近位尿細管」だ。カドミウムはこの近位尿細管に取り込まれ、一定濃度以上蓄積すると、再吸収に障害が出る。

骨はリン酸カルシウムが結晶化（石灰化）して形成される。カドミウムにより腎臓の再吸収が困難になると、リン酸カルシウムが排泄され、骨の形成が妨げられて骨軟化症が起きる。

骨軟化症が生じると、石灰化されない骨のようで骨でない「類骨」が増えて、体重や身体の動きなどの負荷に耐えきれず、結果として微小骨折（「骨改変層」と呼ばれる亀裂状の変化）

が起きる。

イタイイタイ病とは、腎臓障害を起こした場合の最も重症な症状であり、この認識に立つと、神通川流域住民によるカドミウムによる健康被害とは３－８の通りである。問題は、現在、カドミウムにより引き起こされる健康への悪影響のうちでイタイイタイ病と認定されるのは、このピラミッド構造で示す上から二番目までであることだ。

3-8　カドミウムによる健康被害

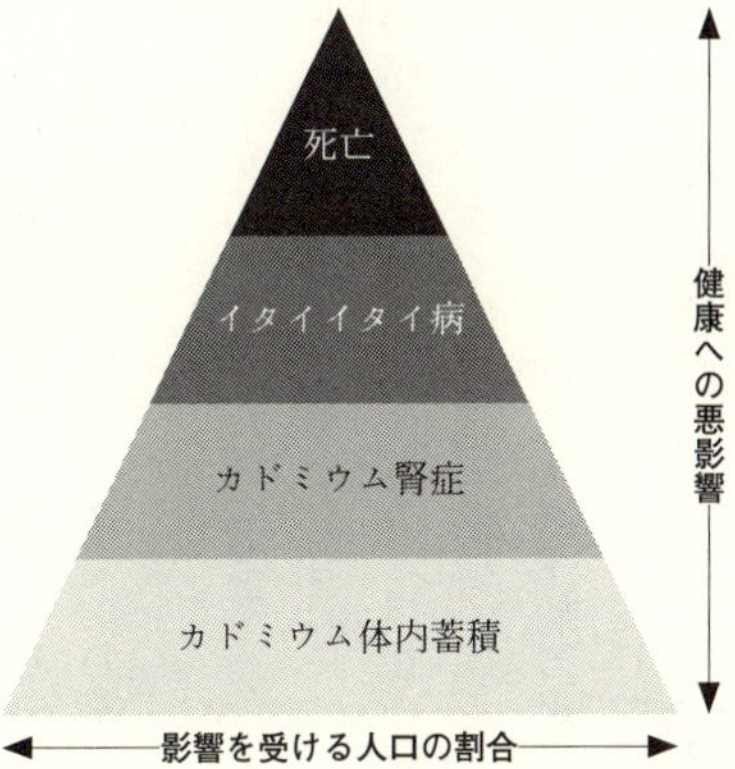

「活性型ビタミンＤ」で揺れる認定

このピラミッドで表した健康への悪影響には、治療が可能なものと不可能なものがある。

まず、カドミウム腎症は不可逆で治らない。腎障害によって引き起こされる症状の一つが先述した骨軟化症だが、これは新しい骨の生成に必須の活性型ビタミンＤにより治療が可能だ。

「ビタミンＤは腎臓にいって、肝臓で活性化されて、活性型ビタミンＤに変わる。イタイイタイ病ではその腎臓がダメになっている。大量のビタミンＤを補給すれば、腎臓が少しは動いているので、少しの活性型ビタミンDしかできないけど、大量に打てば一定の活性型ビタミンDができる。だけど最初から活性型ビタミンDを投与すればもっと効く」

県立イタイイタイ病資料館館長で、自らも二〇年間、萩野病院でイタイイタイ病患者の診察と治療経験のある鏡森定信館長は、この活性型ビタミンDの大量投与による効き目が、患者の痛みを軽減する一方で、現在の認定制度の問題を明らかにすることになったと言う。

「イタイイタイ病の認定には、カルシウムが沈着していない類骨が必要です。骨をとって顕微鏡で見ると、イタイイタイ病の患者さんの骨には、カルシウムが溜まっていない類骨がある。ところが、活性型ビタミンDで治療をすると、イタイイタイ病の患者さんも、骨にカルシウムが入って、イタイイタイ病に認定されなくなるのです」

新たな状況と認定基準とのズレ

先述したように、一九六八年五月、政府は「イタイイタイ病に関する厚生省の見解」でイタイイタイ病を定義したが、現在となってみれば、「カルシウム等の不足」は誘因の一つではあるが、むしろ、腎臓障害の結果である。

ところが公害健康被害の補償法、いわゆる公健法でイタイイタイ病であると認定されるためには、以下の四つの認定条件をすべて満たす必要がある。
①カドミウムに汚染された地に居住し、カドミウムに汚染を受けたことがあること。
②先天性のものではなく、成年期以降に症状が発現したこと。
③尿細管障害があること。
④骨粗鬆症を伴う骨軟化症の所見が認められること。

つまり、カドミウムによって腎臓障害が起きるのに、腎臓障害だけではイタイイタイ病とみなされず、四番目の条件である骨軟化症を起こして初めてイタイイタイ病とみなされる。ところが、鏡森が述べるように、活性型ビタミンDを摂取し続けて骨軟化症を防げば、四番目の認定条件からは外れる。カドミウム腎症という健康障害を被ったにもかかわらず、申請しても認定されず、要観察者として据え置かれる。

誰のための認定条件か

公健法に基づくイタイイタイ病の認定患者は、二〇一三年現在累計一九六人（四人が生存）となり、要観察者は累計三三七人となった。

三井金属鉱業と原告が結んだ協定を訴訟弁護団から受け継いだイタイイタイ病弁護団事務局長の水谷敏彦弁護士によれば、これまでには、四番目の骨軟化症の所見が問題となり認定を棄却されて不服審査請求を行った患者もいる。

一九八八年には公健法に基づいて認定申請を退けられた七人（生存者四人、死亡患者三人）について不服審査請求が行われ、その結果、一九九二年に四人の不認定処分が取り消された。このとき使われたのが、類骨を判別するために患者の骨の一部を削りとって骨軟化症かどうかを判定する方法「吉木法」である。類骨だけが赤く染まるクスリを使い、染まる面積などで、X線よりも客観的に判断できると考えられている。

実は、認定条件には「骨粗鬆症を伴う骨軟化症」かどうかは「X線検査あるいは骨生検によって」判定するように書いてある。「骨生検」は骨を取り出して行う検査のことである。「吉木法」はX線よりも判定しやすいとしても、そもそも三条件でカドミウム腎症が明らかである患者に、肉を切って骨をサンプリングする判定方法は患者への負担が大きすぎると疑問視する医師もいる。

なお、このとき、不服が退けられた残り三人は行政訴訟を提起したが、県がそのうち二人の判定を見直して認定し、一人（存命者）は自ら訴えを取り下げた。今後、症状が進めば認定される可能性があるというむごい選択である。

この翌年、環境庁主導の「骨軟化症研究班研究報告」（一九九三年四月二七日）に基づき、環境庁は、富山県に「イタイイタイ病の認定における骨軟化症の判定等について」（一九九三年四月二八日）を通知する。これは骨軟化症かどうかを判定する際、類骨の面積が一〇〜一五％を目安にするよう指針を示したものだ。ところが、健康な骨での平均値は七％弱でしかなく、その倍程度に類骨が見られない限りは認定がされないことを意味する。研究報告では「ばらつきを避けるための十分な配慮」と表現をしているが、事実上の診断基準の厳格化である。これにより、二〇〇三年一〇月に二人、〇四年一月にも二人、不服審査請求の申し立てを経てなお、骨軟化症の診断をめぐり認定が退けられている。診断基準を変えることで認定患者は少なくなっているとの批判がある。

一方で、富山県は一九六七年から独自に、七九年からは環境庁の委託調査として、住民健康調査を行っている。対象は、一九七五年以前に神通川流域のカドミウム汚染地域に二〇年以上居住する五〇歳以上の住民で、各五年ごとに知らせを受け取って検診を受けに行く仕組みである。一次検診で、近位尿細管機能に異常があれば、二次検診へ進み、精密検診を受け、イタイイタイ病の認定条件のうち三条件に該当すれば要観察者と判定され、保健師によって健康管理などの訪問指導を受けることになる。四条件に該当しても自動的に認定されるわけではないので、あらためて認定申請をすることになる。

青島医師は、環境省が一九九七年から二〇〇七年まで行った調査の報告書『カドミウム汚染地域住民健康影響調査検討会報告書』によれば、富山県の検診の知らせに応じて参加する住民は三四％であり、分析した結果、重度の尿細管障害が一〇〇〇人近く存在する可能性があるという。

人々からは注目されない場所で、イタイイタイ病もまた終わったわけではないのである。

コラム

被害者と補償――公健法とは何か

水俣病、新潟水俣病、イタイイタイ病、四日市公害、そのすべてに関わる法律、それが正式名称「公害健康被害の補償等に関する法律」、略称「公害健康被害補償法」、さらに縮めて「公健法」と呼ばれる法律である。

この制度は四大公害裁判をきっかけに一九七三年（昭和四八）九月、公害被害者を、迅速かつ公正に保護する目的で制定された。一九六九年一二月に制定された公害健康被害救済法は、医療費だけを給付していたが、それに財産の損失補償や慰謝料（＝障害補償費）を加味して改正したものである。

公害被害者の申請を都道府県知事が審査し、患者として認定されれば医療費や障害補償費を事業者の負担で給付する（図）。また、公害被害者の健康回復のために行うリハビリテーションや転地療養、インフルエンザ予防接種の助成などの公害保健福祉事業を事業者と公費で賄うことも定めている（第4章217頁参照）。

対象となる公害は地域により指定され、患者かどうかは審査基準により線引きされる。

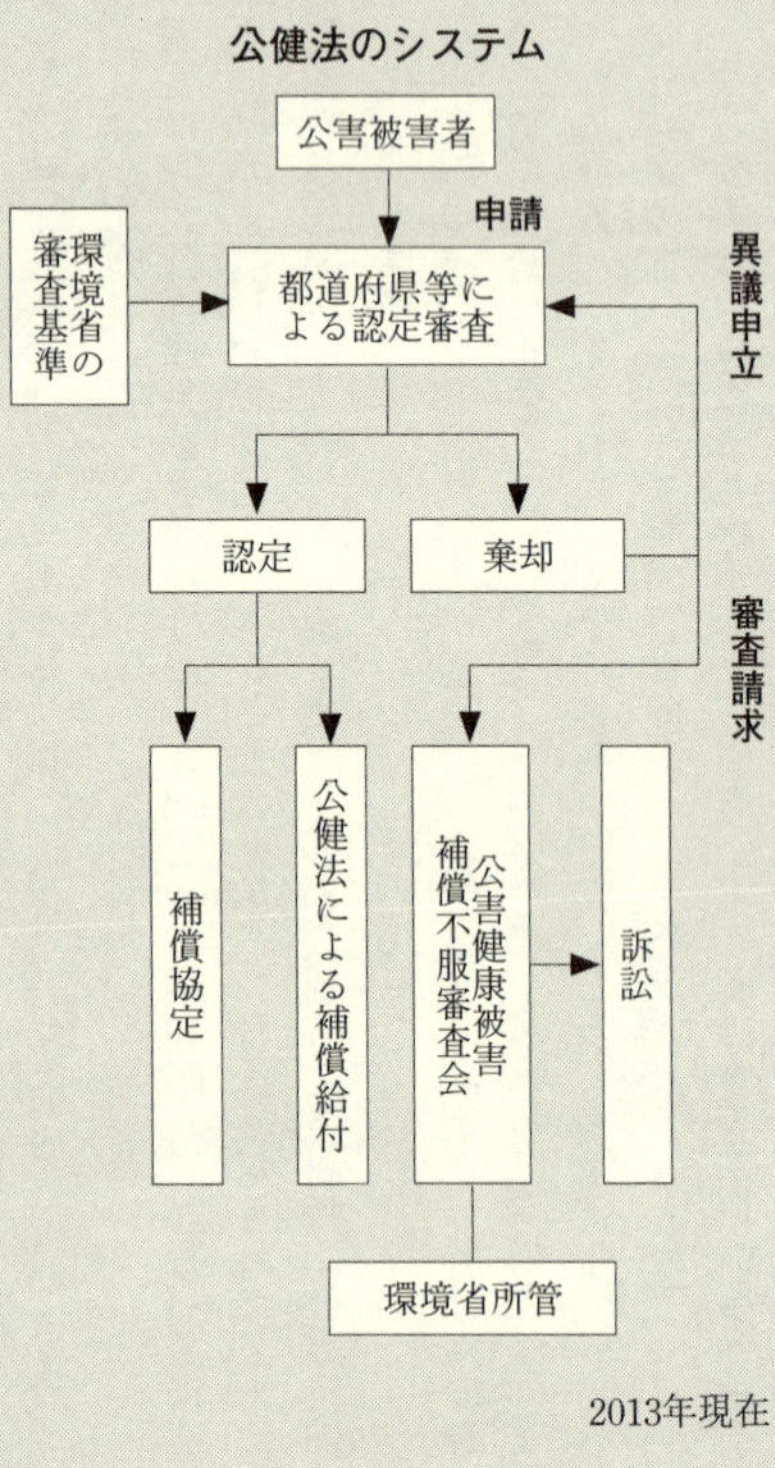

地域指定には二種類ある。「第一種地域」は因果関係が証明しにくい大気汚染を原因とした疾病《しっぺい》が多発した東京都、大阪府と神奈川、千葉、愛知、兵庫、静岡、三重、福岡、岡山各県の計四一地域が政令で指定された。ただし、一九八八年に大気汚染は改善したとして全地域指定が解除され、新たな認定は行われていない。

「第二種地域」は、因果関係が明らかで、その物質によらなければ罹らない疾病が多発した地域として、水俣病、新潟水俣病、イタイイタイ病、そして島根県と宮崎県の慢性ヒ素中毒症が多発した地域が指定された。

審査基準（「判断条件」や「認定条件」とも呼ばれる）は、法律に記載がなく、各公害病ごとに環境庁・省通知が定め、都道府県が設置する「公害健康被害認定審査会」が基準に基づき判断し、その意見を聞き知事が患者の認定・棄却を決定する。

第一種地域の公害患者は指定地域に居住または通勤し、気管支ぜんそく、ぜんそく性気管支炎、慢性気管支炎、肺気腫およびその続発症に罹患していれば認定された。

第二種地域の水俣病と新潟水俣病は、一九七七年や七八年の環境庁通知で魚介類に蓄積された有機水銀による汚染歴や複数の症候の組み合わせがあること（＝一九七七年判断条件）や「医学的に見て蓋然《がいぜん》性が高い」ことなどの判断条件がある（第1章49頁、第2章105頁参照）。イタイイタイ病は、一九九三年と二〇〇一年の環境庁・省通知に基づき、カドミウム汚染地帯に居住し、カドミウム腎症と骨粗鬆症をともなう骨軟化症に罹っているかなどの認定条件がある（第3章163頁、165頁参照）。

認定が棄却されれば知事に異議申立ができる。または国の公害健康被害補償不服審査会に審査請求ができる。さらに公害健康被害補償不服審査会の決定に不服があれば取消訴訟や認定義務づけ訴訟（第1章58頁参照）を起こすことが可能である（右図）。迅速な補償のためにつくられたが、認定をめぐる訴訟によって長期化するという問題が起きている。

第4章

四日市公害

大気汚染という高度成長の重い影

四日市公害略年表

1955	8「旧軍燃料廠の活用について」に基づき，第二海軍燃料廠跡地が三菱油化を中心とする石油コンビナートに払い下げられる
1959	4第1コンビナートが本格操業を開始
1960	3東京築地市場で，「伊勢湾の魚は油臭いので厳重な検査が必要」と通告．4塩浜地区連合自治会が大気汚染対策を市に陳情．8四日市市が四日市公害防止対策委員会を設置．12三重県が伊勢湾汚水対策推進協議会を設置
1961	9塩浜地区連合自治会が公害について住民アンケートを実施．医療補助制度を四日市市に提案
1962	6国がばい煙規制法を制定
1963	6磯津漁民一揆．8塩浜地区連合自治会により患者の医療費負担開始（3ヵ月で終了）．9吉田克己教授が県医学会で亜硫酸ガスと発作の関係を発表．11第2コンビナート本格稼動
1964	3四日市地区大気汚染特別調査員（黒川調査団）報告を発表．4公害患者が肺気腫で死亡（公害犠牲者第1号）．5黒川調査団の勧告に従い，ばい煙規制法の指定地域となる．8医師会が四日市市と市議会に影響調査予算を陳情および公開質問状．
1965	6塩浜病院に空気清浄室設置（24床）
1966	7公害患者木平卯三郎が自殺
1967	6公害患者大谷一彦が自殺．8公害対策基本法成立．9四日市公害裁判が6社に損害賠償を請求し提起．全国初の大気汚染訴訟．10呼吸困難で死亡した塩浜中学三年生の南君枝追悼集会．
1968	8園田直厚相が現地踏査．9四日市地域公害防止対策協議会第1回会合
1969	12石原産業が港則法違反と水産資源保護法で摘発
1970	12四日市市が大気汚染防止法に基づく政令市に指定
1972	7津地方裁判所四日市支部が原告勝訴の判決，確定．8被告六社が誓約書に合意し，二次訴訟を検討していた住民ほか，四日市全域の公害患者への補償が決定．11昭和四日市石油が脱硫装置を備えた増産開始
1973	9公健法成立
1974	8四日市市，三重郡楠町が公健法の指定地域となる
1978	4西淀川大気汚染公害訴訟が始まる
1988	3公健法から四日市ほか大気汚染地域はすべて指定地域から解除．12尼崎大気汚染公害訴訟が始まる
1989	3名古屋南部大気汚染公害訴訟が始まる
1996	5東京大気汚染公害訴訟が始まる

国有地払い下げと石油化学工業

四日市公害を引き起こしたのは、伊勢湾西岸に集中的に立地された石油コンビナートの煙突である。石油精製、火力発電、石油化学工業に従事する工場から吐き出される煤煙《ばいえん》で大気が汚染され、ぜんそくをはじめとする健康被害が広まった。

煤煙の正体は、気管支を冒す「亜硫酸ガス」と、それが大気中の水分に溶けて酸化した霧状の硫酸、いわゆる「硫酸ミスト」である。亜硫酸ガスは、中近東の原油から精製された重油に多く含まれる硫黄分の燃焼によって発生した。コンビナートを形成する各社がこの重油を使用したため、コンビナートの操業開始後まもなくして、四日市の大気は亜硫酸ガスに汚染され、そのなかでの暮らしを住民は余儀なくされることとなった。

四日市はもともと農業と漁業の町であった。明治時代に繊維、植物油脂、陶磁器などの工場が進出し、商工業都市として発展。名古屋の南西約三〇キロ、紀伊半島の付け根にあたる三重県北東部にある。滋賀県と三重県の県境に南北に延びる鈴鹿山脈から幾筋にも分かれて流れ出る鈴鹿川が河口デルタを形成し、その鈴鹿川本流を一本隔てて北側が塩浜、南側の河口岸に磯津が位置している。

一九三八年（昭和一三）、その塩浜の一角に石原産業が進出したのが、工業地帯の歴史のはじまりだ。石原産業の銅の精錬計画が明らかになると、足尾銅山の鉱害を知っていた住民たちによる反対があった。これに対して石原産業は、二万人もの作業員を投入して世界一高い一八五メートルの煙突を建設し、一九四〇年に完成させている。

一九四三年には軍需工場として指定され、近接してはじまったのが第二海軍燃料廠《ねんりょうしょう》（基地）の建設である。地主農家を畑に集めて売却を迫り建設した。石原産業の煙突はその後、一九四四年一二月の東南海地震で上から三分の一が折れ、五九年に解体された。

第二次世界大戦の空襲で生産設備の五〇％が損傷失した第二海軍燃料廠の跡地は、終戦から一〇年が経った一九五五年八月、閣議了解「旧軍燃料廠の活用について」に基づいて石油化学工業育成のために払い下げられる。

石油化学工業とは、石油または天然ガスを原料に、化学反応を利用してプラスチック、合成繊維、合成ゴム、肥料、塗料、合成洗剤などの最終製品をつくり出す産業である。政府はこうした石油化学製品の国産化をめざし、一九五五年から翌年にかけて、ロシア語で「結合」を意味する「コンビナート」の建設計画を日本各地で認可していった。そして、四つのコンビナート——四日市コンビナートが三菱油化、岩国石油化学コンビナート（山口県）が三井石油化学工業、大江コンビナート（愛媛県）が住友化学工業、川崎コンビナート（神奈川県）が日本石油化学によって、開発が進められた。

四日市公害発症地域と概要

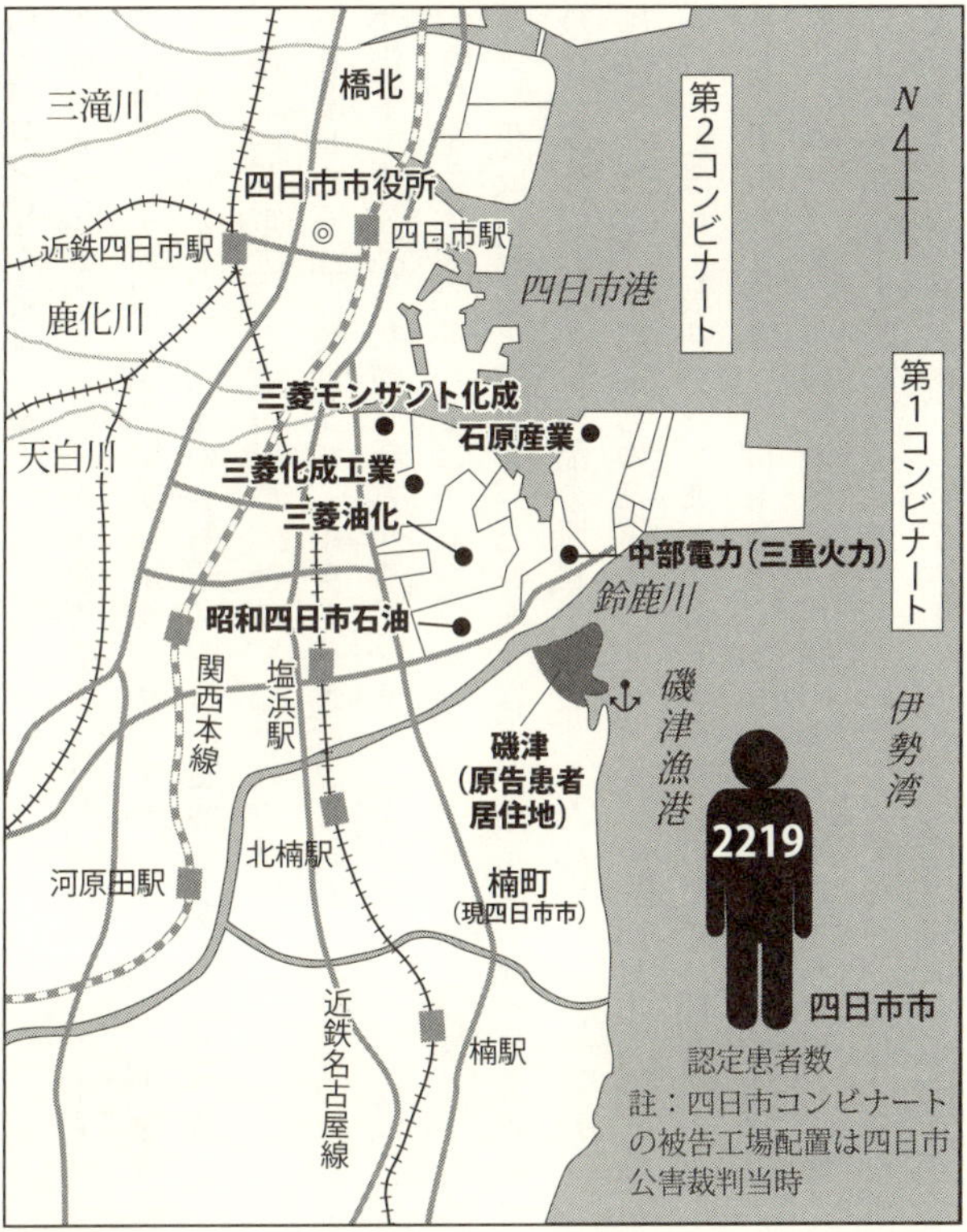
橋北
三滝川
第2コンビナート
N
四日市市役所
近鉄四日市駅
四日市駅
四日市港
鹿化川
第1コンビナート
三菱モンサント化成
石原産業
天白川
三菱化成工業
三菱油化
中部電力（三重火力）
鈴鹿川
昭和四日市石油
関西本線
塩浜駅
磯津漁港
伊勢湾
磯津
（原告患者
居住地）
2219
北楠駅
河原田駅
楠町
（現四日市市）
四日市市
近鉄名古屋線
楠駅
認定患者数
註：四日市コンビナートの被告工場配置は四日市公害裁判当時

●**認定患者**

生存人数421人／累計2219人（四日市認定分2057人、三重県認定分〈楠町〉162名／申請件数統計なし〈2013年６月末現在〉）

四日市コンビナートと企業

四日市コンビナートでは、一三社で構成された第一コンビナートが一九五九年四月に本格操業を開始。その後、第二、第三コンビナートが伊勢湾沿いに北進することになる。

第一コンビナート一三社のうち昭和四日市石油、三菱油化、三菱モンサント化成、三菱化成工業、中部電力、石原産業の六社は、塩浜に立地した。

昭和四日市石油は製油所で、中東から運ばれてきた原油からガソリン、灯油、重油および、石油化学工業製品の基礎原料となるナフサなどを精製した。三菱油化はそのナフサの供給を受けて、第二次製品となるエチレン、ポリプロピレンなどを製造。その供給を受けて三菱モンサント化成、三菱化成工業、石原産業などが第三次製品から最終製品を生産した。

液体、気体の石油化学製品の原料を輸送するため各社はパイプによって「結合」し、一体的に操業を行う。中部電力の三重火力発電所が、昭和四日市石油から重油の供給を受けて発電を行ったほか、製造各社もまた重油を製品製造のための使用燃料とした。これら六社が、のちに「共同不法行為」を問われる日本初の大気汚染裁判の被告企業となる。

原告が暮らしていた磯津地区は、鈴鹿山脈から吹き下ろす風が、塩浜に立地した各社の煙突の上空を通過する際に、亜硫酸ガスと硫酸ミストを運び直撃する位置にある。

大気汚染と引き替えに、一九五六年には五〇〇億円強に過ぎなかった四日市の工業生産額

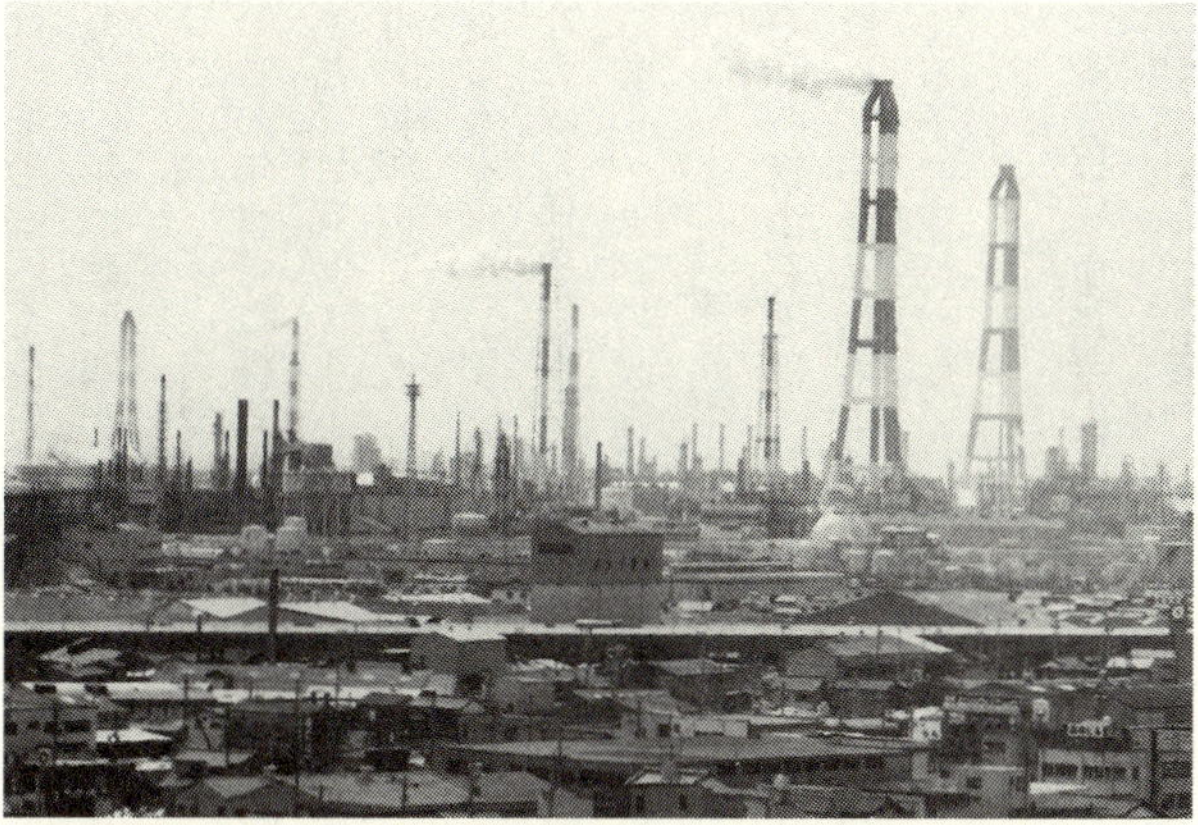

4-1 四日市コンビナート内の工場群

4-2 第1コンビナート操業当時の生産品

企業名		生産品
昭和四日市石油	四日市製油所	ガソリン，灯油，重油
三菱化成工業	四日市工場	カーボンブラック
日本合成ゴム	四日市工場	合成ゴム
味の素	東海工場	グルタミン酸ソーダほか
四日市合成	四日市工場	界面活性剤
日本エタノール	四日市工場	エタノール
中部電力	三重火力発電所	電力
三菱油化	四日市工場	エチレン，ポリエチレン，ポリプロピレン
三菱モンサント化成	四日市工場	スチロール系樹脂
松下電工	四日市工場	熱硬化性樹脂，成形材料
三菱江戸川化学	四日市工場	過酸化水素
油化バーディッシェ	四日市工場	発泡性ポリスチレン
石原産業	四日市工場	酸化チタン，農薬

は、その一〇年後の六六年には約五倍に増加した。工業統計調査によれば、四日市全体で一九六〇年には七四一一人だった石油化学工業の従事者は、六九年には一万三六九九人と倍増している。

この年までに株式を上場していたのは六社のうち三菱油化と石原産業と中部電力の三社である。コンビナートで中心的役割を担った三菱油化（本社東京、従業員数四三九六人）は、「石油化学のトップメーカー」と称され、一九六八年までに年間売上げは三二〇億円を超えていた（その後、一九八八年に「三菱化成」、一九九四年に「三菱化学」に商号を変更）。石原産業（本社大阪、従業員数二六二九人）の売上げは一〇〇億円（一九六八年）を突破し、主力製品である酸化チタンの設備能力は「世界有数」と記された。中部電力（本社名古屋市、従業員一万九二二六人）は業界第三位で売上げは一〇五億円（一九六八年）を超えていた。株式未上場の昭和四日市石油は、三菱グループとオランダを本拠とするシェルグループが二五対七五で出資して一九五七年に設立し、昭和石油（本社東京、従業員二一四二人）が輸入する原油を精油する子会社だった。

東京都による値下げ通達

四日市コンビナートが公害で全国に知られるようになったのは、海の汚染が先だった。一九六〇年（昭和三五）三月三日、『朝日新聞』夕刊は、「重油臭い魚は値引き　苦情しきりで都が通達」という記事で、東京都内の魚屋や寿司屋などから、「コハダをはじめ内湾でとれる魚の一部に重油くさいものがあって、とても食べられない」との苦情が、東京築地市場に舞い込んだことを伝えていた。

すでに都の水産課が事実と認定し、千葉、神奈川、三重の県水産課と都の漁業組合連合会に対し、三月一日から重油臭い魚を検査し、値引きすると通達。近く静岡、長崎、大阪、和歌山にも同様に通達すると書かれている。

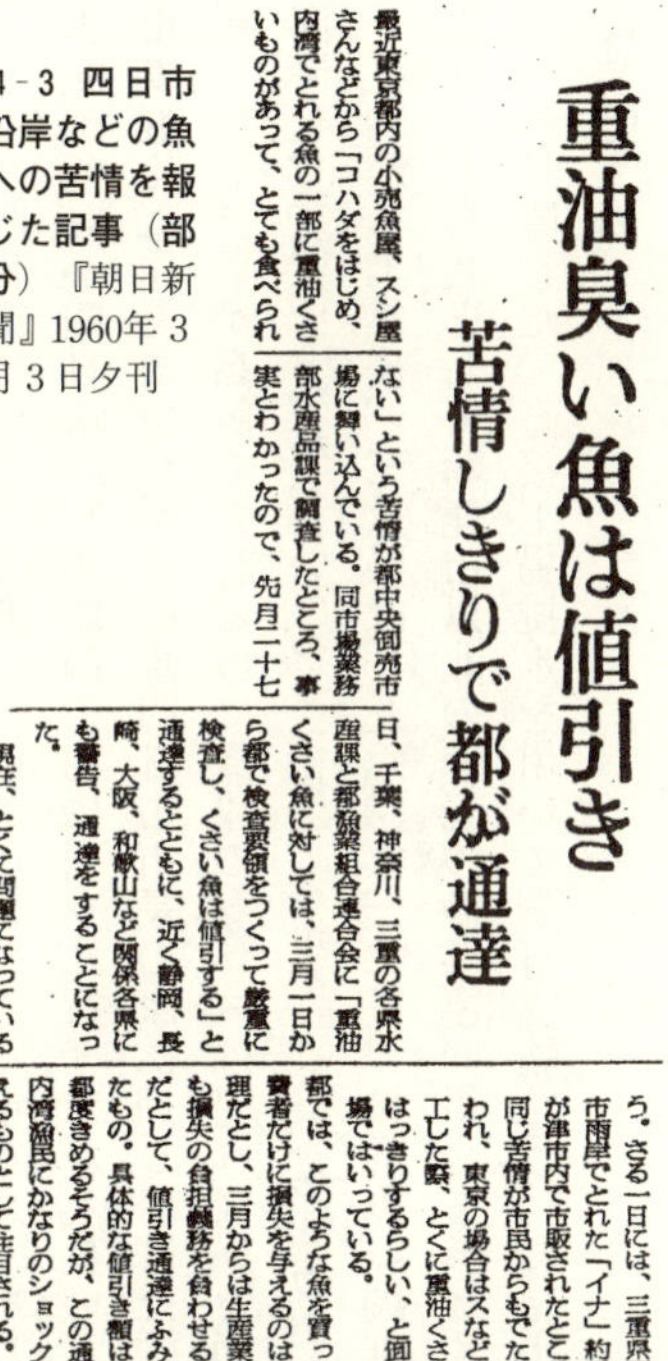

重油臭い魚は値引き

苦情しきりで都が通達

最近東京都内の小売魚屋、スシ屋さんなどから「コハダをはじめ、内湾でとれる魚の一部に重油くさいものがあって、とても食べられない」という苦情が都中央卸売市場に舞い込んでいる。同市場業務部水産品課で調査したところ、事実とわかったので、先月二十七日、千葉、神奈川、三重の各県水産課と都漁業組合連合会に「重油くさい魚に対しては、三月一日から都で検査要領をつくって厳重に検査し、くさい魚は値引する」と通達するとともに、近く静岡、長崎、大阪、和歌山など関係各県にも警告、通達をすることになった。

現在、とくに問題になっている

う。さる一日には、三重県四日市雨屋でとれた「イナ」約千尾が津市内で市販されたところ、同じ苦情が市民からもでたといわれ、東京の場合はスなどで加工した際、とくに重油くささがはっきりするらしい、と卸売市場ではいっている。

都では、このような魚を買った消費者だけに損失を与えるのは不合理だとし、三月からは生産業者にも損失の負担義務を負わせるべきだとして、値引き通達にふみ切ったもの。具体的な値引き額はその都度きめるそうだが、この通達は内湾漁民にかなりのショックを与えるものとして注目される。

4-3　四日市沿岸などの魚への苦情を報じた記事（部分）『朝日新聞』1960年3月3日夕刊

記事はさらに、特に問題のある海域として東京湾、伊勢湾、千葉県の内湾を挙げ、なかでも四日市でとれた「イナ」約一〇〇〇尾が津市内で市販され、市民から苦情が出たと報じた。

では、四日市ではどうであったのか。一九六〇年六月のある日早朝、シラス漁を終えた若手漁師たちが四日市の富州原の市場に売りに行ったが「臭い」と言われてまったく売れず、市場近くに住んでいた平田佐矩四日市市長の家に押しかけた。港へ連れ出され、他の漁場で獲ったシラスが高値で売れるのに磯津のシラスは売れないと聞かされた市長が、漁師たちに同情し、「油代もかかっただろうから」とポケットから四万円を出して帰らせている。

それから半年後、三重県は一九六〇年一二月、異臭魚の調査と漁業補償を話し合うために、副知事を会長として鈴鹿市以北の一五の漁業協同組合も参加する「伊勢湾汚水対策推進協議会」を設置した。直接工場排水を用いて飼育実験を行った結果、翌一九六一年に、次のように結論する。

紡績、ガラス、一般化学工場の排水はたしかに汚れている。しかし、着臭という点では異常はない。一方、石油精製業および関連石油化学工場の排水では、一週間でかなりの着臭がある。しかも魚体への付着でなく、体内に汚染成分が吸収移行したものだ。

(『原点　四日市公害10年の記録』)

この結論を受けて、一五漁協の漁師四五〇〇人が「伊勢湾汚水対策漁民同盟」を組織し、石油コンビナートの工場に対し、三〇億円の損害賠償を要求する。

　これに対し、県は一九六二年になり、四年間に一億円（県四〇〇〇万円、市町三〇〇〇万円、工場三〇〇〇万円）を出すと、要求額の三〇分の一に過ぎない調停案をまとめ、一三漁協が同意した。

海の汚染——磯津漁民一揆の挫折

　磯津に暮らす漁民たちが、新たにその不満を露わにしたのは、四日市コンビナートの稼働から四年、一九六三年（昭和三八）六月に起きた「磯津漁民一揆」と呼ばれる騒動によってだった。

　磯津の漁師たちは、異臭魚の原因は鈴鹿川を一本隔てた中部電力の三重火力発電所とみていた。本来、発電会社の発電用タービンの冷却水は汚れてはいない。しかし、中部電力が取水して鈴鹿川に流していたのは、石原産業が工場廃液を垂れ流していた四日市港の海水だった。石原産業は一九五四年から酸化チタンの製造をはじめ、硫酸を加えて原料に含まれる不要な鉄分を取り除いていた。その廃液はpH一・八の強硫酸水であり、一日二〇トンが四日市港に捨てられていた。中部電力は、その四日市港から海水を取水し、鈴鹿川に流していた。

　若手漁師たちは漁協役員に訴えたが、中部電力の発電所建設の際、役員たちはカネ（漁業振興費二六五万円とも四六〇万円とも言われる）を受け取り、それ以後の異議や求償をしないという協定を結んでいた。そのために問題に気づきながら動いていなかった。

しかし、漁協役員も協定を結ぶ前に本当のことを聞かされていたわけではない。中部電力の発電所建設前の説明では、四日市港から取る冷却水を鈴鹿川へ流す。電力会社だから薬品は使わない。機械を冷やした水だから温度が高くなるが、冬の寒いときは、ボラやセイゴやいろいろな魚が寄ってくるというもので漁師たちも建設に同意していた。そして、発電開始後、一昼夜に二四度の水が鈴鹿川に一三〇トンも流れることになる。

漁師たちは、中部電力に対して冷却水として使った海水を鈴鹿川ではなく四日市港へ戻すか、鈴鹿川の水を冷却に使い四日市港へ捨てるか、といった提案をする。ところが中部電力は、対策には十数億円もかかる、技術的に難しいと突っぱねる。

漁場を汚される漁師にとっては死活問題であり、やがて漁師たちは実力行使しかないと思いつめる。『四日市公害の歴史』の記録によれば、以下の通りである。

一九六三年六月二一日午後三時過ぎ、漁師代表二〇名余が中部電力を訪れて、実力行使を通告、堤防から突入合図の旗を振り、その合図に海からは三〇〇人ほどの漁師が漁船や廃船で排水口へ向かった。陸からは老人や主婦が土手に勢揃いした。一方で、警官隊、水上警察、海上保安部が駆けつけて中部電力側を守る。

「一〇分の間に回答がなければ水門（排水口）をふさぐ」

漁師たちの最後通告にも反応がなく、廃船などを沈めにかかったとき、塩浜地区連合自治会の今村嘉一郎自治会長が市の職員に連れられて止めに入った。「今日のところはおれの顔に免じてやめてくれ。わしが責任をもって知事を連れてきて解決する」

漁民一揆はここで終わり、その二日後に県知事が磯津を訪れた。知事は漁師たちが料理して差し出した魚を「臭い」と吐き出し、これで知事が解決を図ってくれるだろうと期待した。だが排水対策は取られることがなく、一年三ヵ月後に三六〇〇万円が渡され、漁師たちは一人わずか数万円を握らされて敗北感を味わい、沿岸漁業に見切りをつける者も現れた。

一九六五年五月に三重県水産課が公表した工場汚水による伊勢湾の「臭い」魚分布図を見ると、四日市を中心に沿岸四キロは一〇〇％、そこからさらに四キロ沖で七〇％も臭い魚が分布している。幅一六キロほどしかない伊勢湾の大半が汚染されていたことになる。

六年半後の石原産業摘発

それから六年半も過ぎたなか、四日市海上保安部警備救難課長に着任した田尻宗昭課長が、汚染企業である石原産業の摘発を行った。きっかけは、一九六八年（昭和四三）七月、海上パトロール中に、密漁の漁師を捕まえた田尻が、漁師に投げつけられた言葉にあった。

誰が好きこのんでこんなことをやるものか。食うていけんからじゃ。昔は伊勢湾ちゅうのは魚の宝庫やった。ところが、コンビナートがやってきて、汚水でわしらの大事な魚を根こそぎ殺してしもうた。漁場を荒らした工場こそ犯人や。あんたらのいう水産資源守る法律を破って魚殺したやつは、向こうやないか。

（『公害摘発最前線』）

田尻は法令を紐解く。水産資源保護法は、たしかに魚に有害なものを水面に捨ててはならないと定めている。それにあてはまるはずの工場廃水に適用せず、被害者である漁民を捕まえることに適用していた。法律の〝逆立ち〟である。田尻はショックを受けた。

石原産業が海洋に投棄していたのは化学物質である。田尻は高校の化学の教科書を片手に証拠集めにかかる。走り回る姿が内部告発を誘発させ、十分に証拠を固めたうえで、一九六九年一二月一七日、港則法違反と水産資源保護法に基づく漁業調整規則違反で石原産業を摘発する。

しかし、この摘発は、磯津での漁民一揆から六年半後であり、この摘発を受けて、津地方検察庁が石原産業を起訴したのは一九七一年二月。津地方裁判所で有罪が確定したのは一九八〇年、社長の罰金が八万円、二人の元工場長に二年の執行猶予付き懲役三ヵ月と罰金五万円に過ぎなかった。

ぜんそくの原因究明――水俣に学んだ疫学調査

大気汚染がはじまったのは、コンビナート操業まもない一九六〇年（昭和三五）だった。四日市市役所には年間四〇〇件の苦情が寄せられ、そのうち七割は悪臭に関するものだったと言う。

漁民が四日市市長宅に押しかける二ヵ月前の一九六〇年四月二三日、塩浜地区連合自治会もコンビナートによる汚染の実態を訴え、「工場地帯からの騒音とガスで夜もおちおち眠れない」と市に対策を陳情していた。塩浜地区連合自治会は、二四の町で構成され、行政通達なども行う市の末端組織として機能していた。

この陳情に対して、平田市長は、一九六〇年八月に「四日市公害防止対策委員会」を設置した。

市議四人、工場代表四人、学識経験者三人の構成で、その一人が吉田克己三重県立大教授（公衆衛生学）だった。

吉田は「一番大きな問題は（大気汚染に関する）研究がない、分析機器がなかった」ことだと当時の苦労を語っている（『証言　四日市公害の記録2』）。大気汚染とぜんそくの原因を

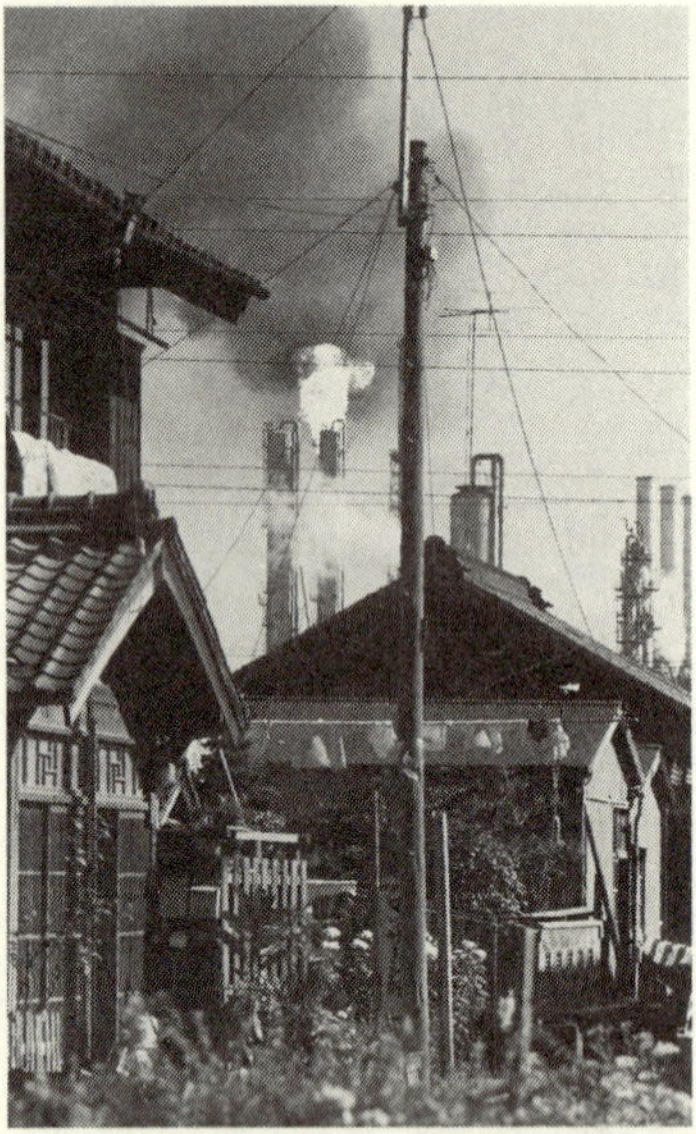

4-4　住宅近くで燃える工場の炎　大きな轟音をともない，その明るさで夜も新聞も読める

突き止めるためには、疫学調査しか方法がないと考え、熊本大学が水俣で行った疫学研究を参考に取りかかった。

吉田が目をつけたのは国民健康保険の請求カルテだった。四日市市が市内一一ヵ所に据え付けた測定機ではいじんと亜硫酸ガスを測定する一方で、約三万人分の請求支払明細書（レセプト）を使って、どのような疾病が起きているかを把握した。つまり、汚染状況と健康被害を比較し、そこから見えてくる相関関係を探し出したのだ。すると大部分の疾病に地域差はないが、感冒、気管支炎、咽喉頭炎、眼科疾患だけが例外的に地域差が出ることがわかった。

さらに、三重県が一九六二年一二月から三ヵ月間に、磯津に大気汚染の自動測定機を据え付けて試運転し、磯津のぜんそく患者の発作と亜鉛酸ガスの汚染との相関を調査した。

こうした数々の疫学調査を重ね、大気汚染の影響は、年齢別では若年齢層と高年齢層に多く、性別では男子に慢性呼吸器疾患が増加する傾向があること、また四日市で最も汚染の激しい磯津では、初期に気管支炎が多発し、その後二〜三年遅れて、ぜんそく性気管支炎、慢性気管支炎が増えたことなどが明らかになっていった。

なお、四日市のコンビナート工場操業開始後まもなくぜんそくが発症しはじめた頃、その局所性から「塩浜ぜんそく」と呼ばれていたがやがてその地域は四日市市の伊勢湾岸沿い全域に広がった。

自治会、医師会による認定制度の提案

こうした調査が行われるなかで、先述した塩浜地区連合自治会では、一九六一年（昭和三六）九月に住民アンケートを行い、六三年夏に市に対して、三重県立大学医学部付属塩浜病院（以後、塩浜病院）が公害患者を認定し、その患者の医療費を自治体が払う仕組みを求める。

この提案者は、四日市市役所・塩浜出張所の清水幸蔵主事だった。清水は、市首脳部から、「君は市民か吏員《りいん》か」（『原点・四日市公害10年の記録』）と責められた。結局、市は動かず、自治会費でこの仕組みを実践したが、予算不足で三ヵ月しか続かなかった。塩浜病院は、コンビナートに隣接する病院で、磯津のぜんそく患者がのちに入院するようになる。

一九六四年八月には四日市医師会が、人体への影響を調査するための予算を四日市市と市

議会に陳情を行った。医師会では「公害対策委員会」を発足させて、すでに前月七月に市長へ六項目の公開質問状を提出していた。そこでは、公害の最終責任の存在を明確にする必要はないか、公害を起こす危惧のある企業を今後も誘致する考えがあるかと、解決策を導く質問にもなっており、最後に「例えば公害による疾病と医師が認めた場合、医療費の自己負担金を市が全額負担する意思」はないかと問うていた。

なお、自治会が三ヵ月実践し、四日市医師会が提案した患者を認定して自治体が医療費を負担する仕組みは、その後定められていく四日市市や国による医療費負担制度のやり方に見て取れる。しかし決定的に違うのは、自治会や医師会が提案した制度は、患者を診る医師が認定する仕組みであるのに対し、現在の国の制度は、患者に接することのない有識者が書類審査で認否を決めることである。

黒川調査団報告

その頃、国では一九六二年(昭和三七)に工場の煤煙に排出基準を設ける「ばい煙規制法」を制定した。

ただし、東京、川崎、大阪、北九州がこの規制の対象に指定されただけで、四日市はデータ不足で指定地域からもれる。

そのため、翌一九六三年一一月に厚相と通産相が、工業技術院総裁だった黒川真武を調査団長とする「四日市地区大気汚染特別調査員」に調査を委嘱。同調査団は現地調査と検討会を重ねて、「四日市地区大気汚染特別調査結果報告書」を一九六四年三月に出して、四日市をばい煙規制法の指定地域にするよう勧告した。

「黒川調査団報告」と呼ばれるようになるこの報告書は、一八社からなる第一コンビナートと前年秋に操業を開始した第二コンビナートを「四日市工業地帯」と位置づけ、「四日市公害の特色」を以下のように記していた。

①大気汚染の主要汚染物質は硫黄酸化物で、気象条件により磯津（寒期）と塩浜（暖期）にその高濃度汚染が局所的に表れている。②高濃度のばいじんを排出している工場がある。③悪臭の原因物質は石油精製、石油化学工程から発生する硫化水素その他不明物質である。

また、「大気汚染の人体影響」として、悪臭、粘膜性刺激症状、眼疾患の保有率の上昇、肺機能の低下、上気道疾患の増加、感冒、気管支ぜんそく、咽喉頭炎を挙げた。特に幼児と五〇歳以上の高年齢者層で著しく増加する傾向が、汚染地区にあると明らかにした。

さらに、「高濃度汚染を起こしているところでは短時日の間に閉塞性呼吸器疾患〔後述〕が多発し、それらの患者が硫黄酸化物〇・二ｐｐｍ以上の大気に長期間さらされるとき発作を起こす率が増加している」と明記した。

この調査結果をもとに計一〇項目の勧告が国に行われた。その一つが、四日市を速やかにばい煙規制法の指定地域にすることであり、排出基準については四日市の特殊性を鑑みたものにすることとして、具体的な排出基準案を示した。

四日市市による医療費負担制度

勧告から二ヵ月後の一九六四年(昭和三九)五月、四日市と三重郡楠町(現四日市市)はばい煙規制法の指定地域となった。しかし、この法律は個々の煙突からの排出濃度を規制する制度であり、四日市のように煙突の密集地帯では効力を持たなかった。

さらに、定められた排出基準はなんの対策をとらなくてもクリアできる現状肯定に近いレベルだった。背景は、黒川調査団の九人の委員の一人でもあった吉田克己三重県立大学教授の著書『四日市公害』で垣間見ることができる。

排出基準案を決めるに当たっては、「大企業と通産省の力はきわめて強く、企業活動に制限を加えるような規制は簡単には打ち出せる状況にはなかった」というのである。結論から言えば、対策は、煙突を高くして汚染を拡散することで効果を出すことにした。

なぜなら、硫黄分の高い燃料を転換する案には、電力を中心にコスト増を招くという理由で激しい抵抗があったからである。また、当時、四日市で排出される亜硫酸ガスの五二%を占めていたのが中部電力の火力発電所だったので、火力発電に最も厳しい規制をかけようとしたところ、業種による差があるのはおかしいと規制強化にも反対があった。結局、発電所は一般施設と同じ排出基準が採用されることになった。

ただし、空気清浄機が四日市市立小学校や幼稚園や県立塩浜病院などに設置されたこと、煙突が高くなったこと、大気汚染を観測する測候所がつくられたことは四日市市民に評価はされている。

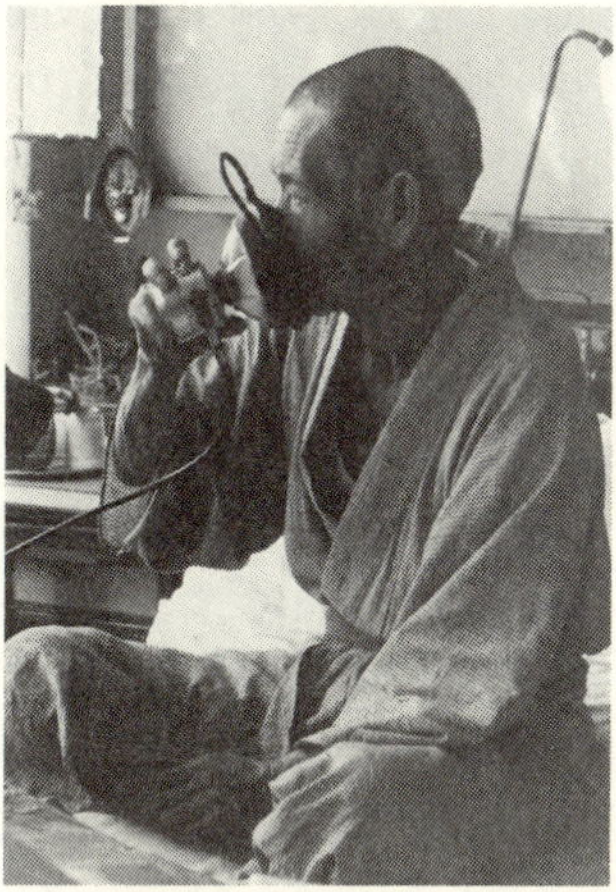

4-5 酸素吸入を行う患者　塩浜病院の空気清浄室

また、こうした疫学調査の結果をもとに四日市の平田市長は、一九六五年五月に公害患者を市が認定して治療費を市が負担する制度を全国に先駆けて発足させた。これは平田市長が厚生省に患者の医療費負担制度を打診し断られたため、独自に導入したものである。

認定の仕組みについては、「いろいろ考えて、辿りついた発想は、原爆医療法〔現原爆被爆者援護法〕だった」（『証言　四日市公害の記録2』）と吉田教授は語る。原爆医療法は、地域と疾病に応じて、「被爆者」を認定し、医療費を国が負担する仕組みである。対象とした公害病は、黒川調査団報告で「閉塞性呼吸器疾患」と総称された四種の疾病、すなわち、気管支ぜんそく、ぜんそく性気管支炎、慢性気管支炎、肺気腫で、医療費のうち国民健康保険などがカバーする以外の自己負担分を市が払うというものだった。

この制度によって公害患者であることが認定されたのは、一九六五年に二〇八人、六六年に一七九人となり、六七年までに三九〇人にのぼった。

国は、平田市長の提案を断った四年後、一九六九年にこの仕組みを受け継ぐかたちで公害健康被害者のための補償制度を検討していく。

患者の死亡、自殺

こうした黒川調査団の勧告や四日市市の施策が患者救済に間に合ったわけではなかった。黒川調査団が現地調査に来た翌一九六四年(昭和三九)、四日市での「公害犠牲者第一号」と公式に称されることになる古川善郎が六〇歳で亡くなる。古川は石原産業を退職後、一九六二年頃からぜんそく発作を起こすようになり、六四年三月三〇日に四日市市全体がスモッグに覆われ市役所へ苦情が殺到している頃、ぜんそくの症状を悪化させ四月二日に亡くなった。塩浜病院での死後解剖で、末梢気管支領域の慢性炎症と肺気腫が確認された。

一九六六年七月には、「死ねば薬もいらず楽になる」と遺書を残して、七六歳の公害患者・木平卯三郎が自殺した。その自殺は三日後の国会審議でも取り上げられている。遺書にはぜんそくが苦しくて困るが薬は高い。公害病患者と認定され入院してもお金はかかるので死ぬとあった。そして一九六七年六月、今度は六〇歳だった大谷一彦が「今日も空気が悪そうだ」と言い自殺した。甘納豆屋を営み、空気が悪くなるたびに営業用のクルマで鈴鹿方面へ避難していた大谷は、一九六六年六月三日の日記に次のようなことを綴っていた。

午後五時過ぎよりスモッグひどい。亜硫酸ガスのためセキやまず、弁当を作って早々に我が家を飛び出す。ああ残念、家にいたくても、さびしいところに行かねばならぬ、くやしい、久鬼市長、ぜんそくをやってみろ、わかるだろう。（『四日市公害の歴史』）

「久鬼市長」とは急死した平田市長の後に就任した久鬼喜久男四日市市長のことである。四日市市議会の答弁でさえ、「石油化学には公害はない」（一九六六年一二月一三日議事録）、「四日市の喘息という病気は一般的な病気でございまして、それはどこの都市にも喘息というものはございます」（一九六七年六月一六日議事録）と公害を否定し、石油化学工業を極端に擁護する発言を繰り返した市長だった。

当時、公害を記録する活動で被害者支援を行っていた澤井余志郎「公害市民塾」代表は次のように語る。

「木平さんが亡くなったときに昼休みの時間に追悼集会をやった。NHKの記者がこの集会だけでは絵にならないので、遺影を誰かに持ってもらって市役所まで行進してくれと言う。横を見ると、人のよさそうなおじさんがおったから、悪いけど先頭で市役所まで歩いてくれますかといったら『じゃあ歩きます』という。それが大谷さんでした。公害患者だったなんて気づかなかった。ショックでどうしようもなかった」

こうしたなかでも、四日市第二コンビナートは稼働を本格化させ、一九六七年二月には、市議会が第三コンビナートの誘致を強行裁決する。

全国初の大気汚染訴訟

「四日市で訴訟を起こせるかな」と、野呂汎弁護士を訪ねたのは、四日市市の前川辰男市議(社会党)だった。一九六四年のことである。

四月の「公害犠牲者第一号」とされた古川善郎の死を機に「法廷で企業の責任を」との検討が社会党や共産党の議員間ではじまった。六月に厚生省の委託調査で四日市を訪れた「統計研究会公害研究委員会」委員の一人、戒能通孝《かいのうみちたか》東京都公害研究所長が「公害訴訟を起こすことは可能だ」と述べたことでその声が高まった（『原点・四日市公害10年の記録』）。

　前川は以前から知り合いだった野呂に打診に行く。野呂は名古屋に事務所を置く弁護士で、労働問題を手がけていた東海労働弁護団の一員でもあった。野呂は三重県と愛知県の弁護士会にも声をかけ、塩浜病院に足を運びはじめる。

　弁護士たちの間ではじめからどのような裁判にするかを決めていたわけではなかった。「全国初の大気汚染訴訟であり〔中略〕、被害者をどこに特定するのか、自治体や国の責任を問えないのか、低濃度亜硫酸ガスの人体影響等因果関係はどうか、コンビナート構成各社の共同不法行為の立証は大丈夫なのか」（『四日市公害記録写真集』）と模索しながらであった。

　一九六六年八月六日、四日市市役所で初会合を持ったときには、弁護士や四日市の公害患者認定制度で認定されていた患者、それを支援する自治体職員やコンビナート各社の労働組合員が集まった。

　会議を重ねた結果、原告を磯津の入院患者に、被告は企業に絞ると決める。しかし、企業の責任を問うなかで「公害をもたらした国土開発や被害を生んだ政策の誤りをも明らかにしたい」と考えていたと野呂は語る。

　弁護士たちの訪問を入院中の病院で受けるようになった当時のことを、元漁師で一九六二年に気管支ぜんそくを発症した野田之一（一九三一年生まれ）は次のように語る。

「ほんとうに途方に暮れて、空気清浄室におって、今日死ぬか、いつ死ぬかというときに、初めて私らに生きる道を教えてくれたんは弁護士の先生です。そのときの言葉はいまでも忘れません。『日本の国はな、健康で幸せに生きるいう憲法があんのや。それにのっとってな、お前らは権利があるんやから堂々と主張せい』」

野田ら患者は裁判を決意する。ただし周囲の反応は、野田によれば「大きな企業を相手にして裁判やったて、弁護士に騙されて、みな取られてまう。浮かれとんやったらな、親子の縁でも切るわいと、親兄弟でも冷たい返事」だったという。

患者九人による提訴

一九六七年（昭和四二）九月一日、塩浜病院に入院していたぜんそく患者九人が、四日市コンビナートを形成する六社に対して、各二〇〇万円の慰謝料と、のちに追加変更で就労の損失分に相当する一人最高一六四五万円、合計八三四二万円の損害賠償を求める裁判を津地裁四日市支部に提起した。

四日市全域に広がっていた公害患者のなかでも、原告を塩浜病院に入院していた磯津住民に絞ったのは、鈴鹿山脈から北西の風が工場の煙突から吹き降ろして直撃する地域であり、被害の立証が比較的しやすい疫学調査の結果がそろっていたからだ。九人のうち四人が気管支ぜんそく、三人がぜんそく性気管支炎、一人が肺気腫、一人がぜんそく様発作をともなった慢性気管支炎を患って塩浜病院に入院していた。

被告は第一コンビナートに進出していた一八社のうち六社に絞った。六社とは、昭和四日市石油、三菱油化、三菱モンサント化成、三菱化成工業、中部電力、石原産業である。六社に絞ったのは、同様にして、立地と被害との因果関係が比較的容易であると弁護士たちが考えたからだった。

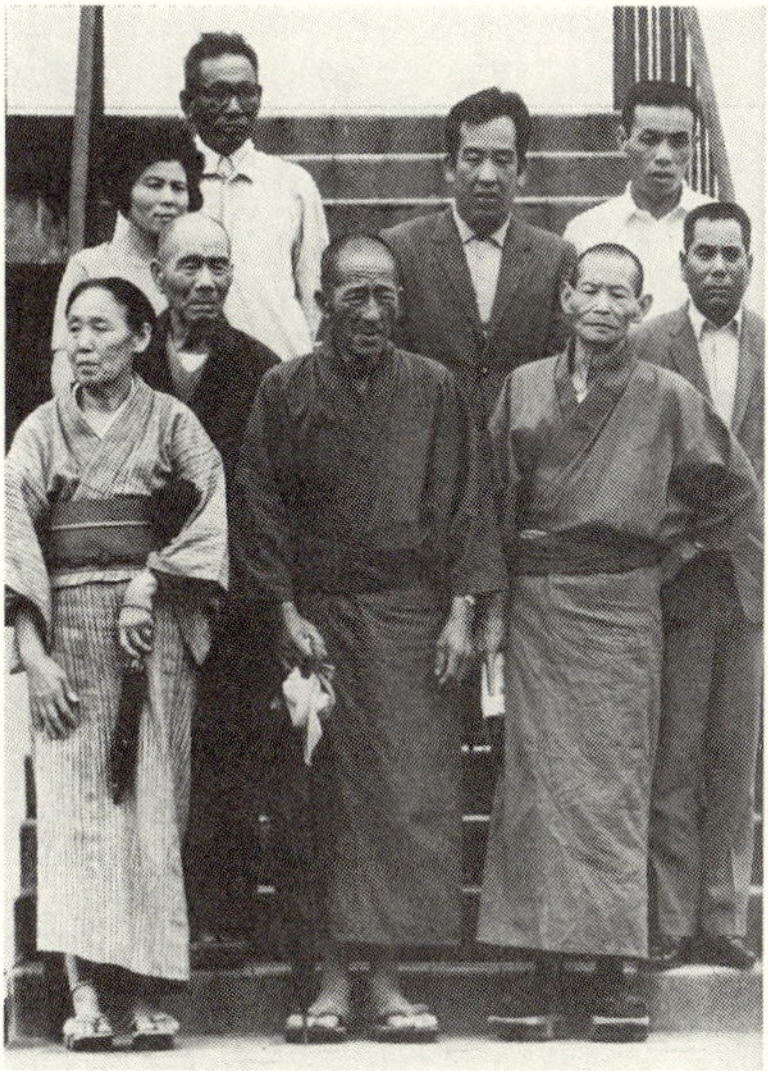

4-6　原告患者の9人

また「早く勝つことが重要だった」と野呂弁護士は振り返る。患者たちは入院をし、働いて収入を得られず、公害病が治癒する見込みもなかったからだ。

訴えの内容は、被告各社の工場群の排出する煤煙中の亜硫酸ガスによる大気汚染で、原告たち磯津地区住民の健康が侵害されてきたが、被告はその事実を十分知りながら、稼働日以降煤煙中の亜硫酸ガスを除去すべき設備改善を行わず操業を続け、加害行為を継続してきた。損害発生に対する故意、少なくとも過失は明らかで、民法に基づく「不法行為」および「共同不法行為」であるから共同して賠償する責任があるというものだった。

被告六社の主張と公判

これに対し、被告六社は次のように対応した。

石油精製の燃料やそのほかの燃料として重油を使用したことは認める。亜硫酸ガスを排出した事実、亜硫酸ガスが濃度によっては有害であることは認める。しかし、原告らが大気中の亜硫酸ガスによって健康を害し、公害病になった事実と損害に関しては否認する。つまり、発症するほどの工場の排煙は磯津に届いていないという因果関係の否認である。

さらには、「過失」とは「結果回避義務違反」のことであり、最善の大気汚染防止措置を講じて結果回避義務を尽くしたので責任はないとし、また共同不法行為も否認した。

また、企業ごとに以下のような主張も行った。

昭和四日市石油は、石油精製業には公共性があり、ばい煙規制法や大気汚染防止法を遵守している。到達する亜硫酸ガスは微量で、被害者は一部過敏性体質の持ち主であるとし違法性はない。

三菱油化は、四日市に工場を建設したのは国の石油化学工業育成策や地元の誘致によるもので、行政の基準は遵守してきた、三菱モンサントは事業には社会的な価値があり法規にも適合している、さらに、三菱化成工業は、煤煙の地上到達濃度は微量だから受忍限度内であると、それぞれ主張した。

中部電力も、事業の公益性と公共性を強調し、排出基準を遵守している。

そして、石原産業も、排出基準を遵守している、また、磯津地区は一九六二年二月から準工業地域に指定され、原告の一部は石原産業の操業開始後に居住をはじめたのだから被害を受けることを容認しつつ移住したと主張した。

総じて被告は、過失も因果関係も、したがって共同不法行為も否認。五年間計五四回の審理を通じて、原告・被告双方の主張が展開されることとなった。

原告側の証人には吉田教授ら、被告の排出する煤煙と原告の発病について疫学的な調査を長期に行った地元大学の教授三人が務め、因果関係を立証した。また財政学や地域経済論の専門家である大阪市立大学の宮本憲一教授が、四日市公害の原因は住民福祉を無視した経済優先の地域開発にあり、公害発生を無視した企業活動にあると証言した。

一方で、被告は国立公衆衛生院の鈴木武夫公害衛生学部長など三人の公衆衛生学者を証人として裁判所に申請した。だが鈴木は、鈴木も参加した黒川調査団の調査結果については吉田教授の説明に付加すべき点がないこと、公衆衛生学者として発生源たる企業側証人として出廷証言することを望まないなどの理由で出廷を拒否。他二人の公衆衛生学者も拒否し、被告側は因果関係を否定する証言は得られなかった。

結局、被告側は自らの主張を立証するために、身内の職員たちを次々と法廷に送り込むこととなった。昭和四日市石油は秘書課長と四日市製油所製造管理部長、三菱油化は四日市事業所製造第一部長と製造第三部長、三菱化成工業は四日市工場技術部副長と肥料課長、三菱モンサント化成は管理部長、中部電力は火力技術課長と前三重火力所長、そして、石原産業は前工場長などである。

しかし、人体に影響があるほどの濃度で磯津に届いていないと被告側は主張しながら、実際に磯津で亜硫酸ガスの測定を自ら行ったことがないなど、反対尋問によって立証の不備が露呈するようになってきた。

訴訟取り下げ画策と原告患者の死

審理が進む間、法廷の内外で四日市公害は刻々と進行していた。

提訴した一九六七年（昭和四二）一〇月、塩浜中学三年生の南君枝がぜんそくの発作による呼吸困難で死亡した。追悼集会では「死んだなどというな、殺されたのだ」とのプラカードが揺れた。

一一月には「公害訴訟を支持する会」が発足。自治労など公務員の労働組合が財政面も含めた支援を呼びかけて、社会党、共産党が後押しをしてつくった。一口一〇〇円で一般市民に支持を訴えた。

他方で、当初は支援に加わっていた石油コンビナート各社の労組は離脱。翌一二月には、久鬼市長が、三菱油化四日市工場の総務部長だった加藤寛嗣を助役に抜擢、市長の姿勢が露わになった。

年が変わって一九六八年八月、園田直厚相が四日市市の公害の現場を訪れた。園田は「四日市公害は、企業の責任による産業公害」と言明。また住民、企業、国、県、市の対話の場として「四日市地域公害防止対策協議会」を田中覚三重県知事を会長に設置し、九月に第一回会合を開催した。

だが、コンビナート一三社は沈黙、田中知事と久鬼市長が記者会見で、協議会を成功させるには訴訟の取り下げが望ましいと仄《ほの》めかした。そして厚相が園田から三重県選出の斎藤昇に交代したのを境に尻すぼみになる。

一九六九年三月、原告九人のなかで最年長だった今村善助（七八歳）が塩浜病院で亡くなった。一八九〇年（明治二三）生まれの漁師だった今村は、一九六一年一〇月から週に一、

二回、ぜんそくのような発作が起き、六一年一一月頃から入退院を繰り返すようになってい
た。六三年八月には呼吸困難で入院し、気管支ぜんそく、肺気腫と診断を受ける。のちの判
決文で次のように記された。

養子夫婦や孫に囲まれて安楽であるべきその晩年を病院のなかでぜんそくの発作に悩まされつゝ過ごさねばならなかった。そして澄んだ大気のもとに生きる喜びを再び味わうことなく〔中略〕長い苦しみの末死亡するに至った。（『四日市公害訴訟判決文』）

一二月、公健法の前身である「公害に係る健康被害の救済に関する特別措置法」が公布された。そして同月、石原産業四日市工場が硫酸などの海洋投棄により四日市海上保安部に港則法違反容疑などで検挙されている。

一九七〇年一月、四日市市の医療費負担制度に代わり、公害健康被害救済法が施行され、初めて国の法律に基づいて四日市と楠町で四六四人が大気汚染による公害患者として認定された。

だが、一一月、四日市市北部にある海蔵小学校一年生の公害認定患者がぜんそくで死亡。さらに一九七一年七月一〇日には、最年少の原告瀬尾宮子（三八歳）がぜんそくの発作で窒

息死した。

瀬尾は、一九六二年一一月から風邪を引いたときのような咳が出はじめ、翌年夏からぜんそくの発作に襲われ、六四年に塩浜病院に入院していた。当時を知る野田之一は、「病院の空気清浄室に戻って来るまでに五分遅かったために死んでいった。看護婦さんが注射器に薬を入れて病室に来るまでの間が待てやんかった」と語る。

ぜんそくに悩まされながら長期の入院療養を続ける一方、これによる家庭生活の破壊から家族を守るために主婦としての務めを果たそうと力の限りを尽くし、このためぜんそく発作死によっていまだ三八才で夫と幼い三人の子供を残してこの世を去らねばならなかった。まことに痛ましい限りである。（同前）

のちの判決文はこう記していた。今村、瀬尾の裁判は遺族が継ぎ遺影を抱いて法廷に通った。

最終弁論は、原告から被告への怒りと、司法に託した裁判長への思いを胸に、漁師で気管支ぜんそくを患っていた柴崎利明が次のように締めくくった。

さきほどから企業の方々の言われることをずっと聞いていましたが、自分たち〔工場の排煙〕は磯津へ到達しないと言うておられます。それならなぜ濃度が上がるか。磯津へ到達しないものが、濃度が上がったりするわけはございません。それがために、私たちもこうして苦しみ悩み、家庭を破壊され、自分たちの前途もまったく暗やみでございます。〔中略〕裁判長の正しいご判決と、名裁判長の名を残されんことをお願いする次第でございます。

（『四日市公害の歴史』）

一九七二年二月一日、四日市公害裁判は結審した。

企業への厳格な判決

一九七二年（昭和四七）七月二四日、津地方裁判所四日市支部は、コンビナートを形成する六社工場から排出した煤煙と原告たちに降りかかった被害の因果関係を認める。そのうえで、被告六社の共同不法行為であるとし、原告に八八二一万一八二三円の損害賠償の支払いを命じる判決を言い渡した。原告の全面勝訴である。

要旨は次の五つである。

①注意義務。石油を原料や燃料として使用し、生産過程で汚染物質を副生することの避け

難い企業が、新たに工場を、特に集団的に立地しようとするときは、事前に排出物質の質と量、排出施設と居住地区との位置距離関係、気象条件などを総合的に調査研究し、付近住民の生命・身体に危害を及ぼすことのないように立地すべき注意義務がある。それを怠った。

②予見可能性。足尾銅山などで高濃度の亜硫酸ガスによる影響や、低濃度の亜硫酸ガスの有害性を問題にした研究がある。人の健康に悪影響がありうるとの予見可能性があった。

③共同不法行為。集団的に立地し、時を同じくして操業を開始し、煤煙の排出を継続している。自社の煤煙の排出が少量で、因果関係が認められない場合にも、他社の煤煙の排出との関係で、被害に対する責任を免れない。

④違法性の不存在。事業に公共性があり、排出基準を守り、先住性があっても、侵害されたものが人の生命・身体というかけがえのない貴重なものであることを考えると、違法性がないとは認められない。

⑤予防措置。結果回避のための最善の大気汚染防止措置を講じたかどうかで責任の有無を決するのは妥当ではない。人間の生命、身体に危険のあることを知りうる汚染物質の排出には、企業は経済性を度外視して、世界最高の技術、知識を動員して防止措置を講ずべきであり、そのような措置を怠れば過失は免れない。

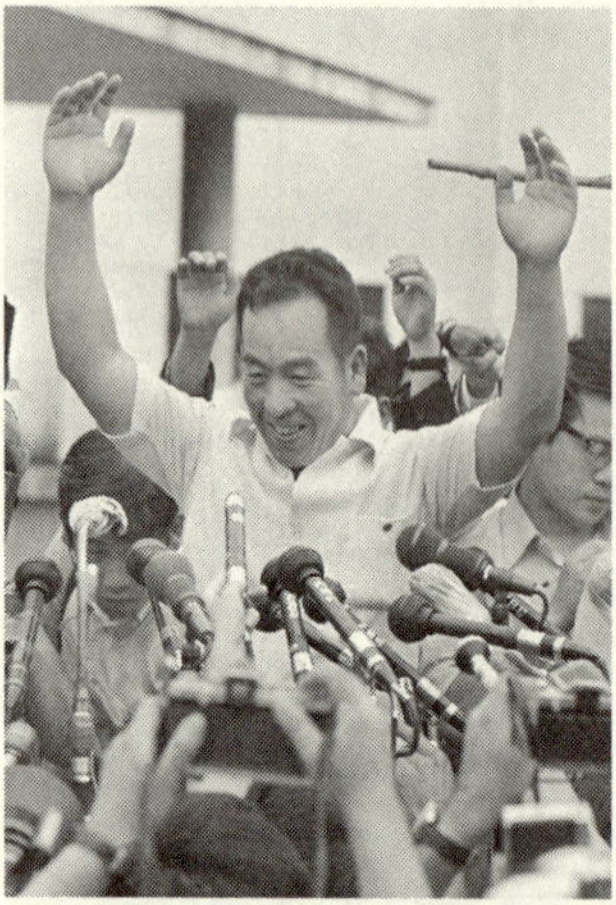

4-7　患者側勝訴，1972年7月24日
原告野田之一はバンザイ後，「青空が戻ったとき，お礼を言います」と語った

「青空が戻ったとき、お礼を言います」

判決の日、最年少の原告となっていた野田之一は、マイクを握りしめて、集まった支援者に向かってこう叫んでいた。

「まだ、有難うとは言えない。この町に、本当の青空が戻ったとき、お礼を言います」

この言葉は、四日市公害を象徴するものとなった。

民事訴訟では被告の控訴いかんにかかわらず、判決で言い渡された賠償金などを差し押さえに向かう。弁護士たちは原告の代理人として各六社に散らばった。弁護団事務局長の野呂弁護士は、数台の電話を前に連絡を待った。六社の合計賠償額である約一億円の支払いはどの被告社から受け取ってもよい。重複して一億円を超えて受け取らないように、一社から受け取ったら、その連絡を他に回す役割だった。賠償金は被告六社で相談済みだったようで石原産業一社で差し押さえた。

判決翌日から被害者住民は上京して、昭和石油、三菱三社を回って控訴断念を訴えた。

また、判決で得た以上の成果を得るため、各社に要求を突き付けて、誓約書に署名をするよう直接交渉を行った。それは、訴訟を行ううえで絞って判決を得た九人の原告のみならず、同じ地域に暮らす、より多くの公害被害者が救済されることを狙ったものだった。「三菱各社の変わり身の早さと比較して、電力業界の危機感をバックとする中部電力が最後まで控訴断念に抵抗したことが印象的」（『四日市公害記録写真集』）だったと記されているように中部電力の社長は判決後に原告側に対し、「自分ら企業が罪人とは思わない」（『法律時報』一九七二年四四巻一一号）と述べている。

結局、判決翌日に五社が控訴を断念、翌日には中部電力も断念し判決は確定した。

当初、各社は控訴を予定していた。判決当時オランダにあるシェル社に出張中だった昭和四日市石油の鶴巻良輔工務部長（のちに昭和シェル石油社長）は、「すぐに帰ってこい」と言われて帰国した。

「羽田に迎えが来ていた。『なぜ、控訴しないんだ。環境基準は守っていたじゃないか』と聞くと、『いや、もう空気が一変して、社長が住民の了解なしには新しい装置を稼動しないとハンをついてしまった』というので驚いた」と、そのときの様子を語っている。

六社の誓約——全公害被害者の救済へ

被害者住民による直接交渉に押され、被告六社の各社長は、一九七二年（昭和四二）八月二一日までに次々と「誓約書」に署名を行った。このように裁判では、少数精鋭で原告を絞り、勝訴した勢いで任意の直接交渉を企業のトップに持ちかけ、被害者全体への謝罪や救済を求めるやり方は、ほかの公害裁判でも、タイミングや手法や成否の差はあれ行われている。

誓約書は一社につき各一枚で、三、四項目からなり、以下の五者の代表に宛てられることになった。四日市公害訴訟原告団、四日市公害訴訟弁護団、四日市公害訴訟を支持する会、および四日市公害訴訟三重県共闘会議（三重県労働組合協議会による訴訟支援の会）、公害対策全国連絡会議（日本労働組合総評議会〈総評〉が設立した全国組織）である。

誓約書によって、六社が共通して誓約したのは以下の三点だ。

①判決の基本精神と趣旨を全面的に受け入れて控訴しない。②裁判の原告九人以外の磯津の全公害被害者の救済も、裁判待ちではなく被害者住民の要求に対して交渉に応じる。③公害防止対策費用を大幅に増額し、使用重油の硫黄含有量を低下させること、住民代表や科学者たちの立入調査を認める。

この共通項目に加えて、昭和四日市石油は、三一万バーレル規模の増産について「地元住民代表に示しご理解いただくよう最善の努力をした上で決定する」、三菱油化は、四日市市の南東部、磯津の西に位置する河原田へ進出予定だった計画を「白紙撤回」、石原産業は「今後は行政規制より、より厳しい排出基準をすみやかに設定する」ことを誓約書に盛り込んだ。

この誓約書に従って、上記②のように裁判の原告九人以外の磯津の全公害被害者の救済については、磯津地区の公害認定患者と遺族一四〇人と、被告企業六社との間で直接交渉がはじまった。磯津では前年の一九七一年九月に公害患者を子どもに抱える母親たちが二次訴訟を呼びかけており、その流れを受けたものだった。

判決から四ヵ月を経た一一月三〇日、交渉の結果、子ども（六五人）は一人二〇〇万円、通院中の大人（二〇人）は三五〇万～六五〇万円、入院中の大人（三人）は六五〇万円、死者（八人）は四五〇万～一〇〇〇万円、その他一〇名に補償が行われることで妥結した。

さらに、原告とこれら一四〇人を除く四日市全体の公害患者と遺族約六〇〇名に対しては、一九七三年九月に四日市市のコンビナート各社の拠出金で「四日市公害対策協力財団」をつくり、磯津の補償に準じた給付を行った。一九七四年一〇月からはそれを引き継ぐかたちで、七三年九月に成立した国の公害健康被害補償法（公健法）に則って給付が行われるようになった。

崩れる誓約――昭和四日市石油の増産の裏側

だが、住民の目から見れば、すべてが誓約書通りとはいかなかった。その一つが昭和四日市石油の増産である。誓約書の署名からわずか三ヵ月後に事態が動いた。

判決が出たのは昭和四日市石油が増産施設を動かそうとしていた矢先だった。新たに投資した機械を動かさない選択肢はない。しかも「脱硫装置」を備えたものだった。エンジニアであり工務部長だった鶴巻良輔は、急遽、新たに製油所所長兼製造管理部長の肩書きと増産計画を前に進める使命を与えられた。このとき動かそうとしていた脱硫装置は、一〇〇％脱硫とは言えないが、いままで三分の一だった脱硫が三分の二にできる装置である。鶴巻は、田中三重県知事や吉田教授に説明をして回った。知事は誘致をした責任を感じ、協力を申し出たと言う。

公害市民塾代表の澤井によれば、一九七二年一〇月一三日、患者、弁護団、公害訴訟を支持する会が、磯津公民館に「知事が来るから」と集められた。田中知事は、吉田教授と昭和四日市石油が並んで座ったところで、「これから運転を開始してもなんら差し支えがないことを吉田先生からご説明をさせてもらいますから了解をしてください」と発言した。

「吉田先生は、その瞬間までは原告にとっては大明神でした。その吉田先生が数字を使ってとうとうと説明したが皆、聞いてもわからない。さすがに誰も了解とは言いませんでしたが……」と澤井は語る。

その五日後、今度は、磯津で二次訴訟の準備を進め、最も活発に増産に反対していたぜんそく児童の母親三人と磯津地区の患者会会長だけが、磯津選出の社会党の市議の車で県庁に連れて行かれた。市議は住民たちを知事に会わせている。

次の日、三重県知事室から四日市の新聞記者に、磯津の住民代表が了解したという話があり、三日後には昭和四日市石油が、磯津の住民から了解を得たので近く運転をはじめると記者発表を行った。

推進役の鶴巻は誓約書を宛てた五者のうち、弁護団と共産党には一度も説明に行かなかったと明かす。しかし、当時、社会党よりも力を持っていた総評には話に行っている。「私は、総評にお願いにいきました。〔中略〕四時間待ってお会い出来た後も誠意をつくして、その人にお願いしました。その人が帰る汽車までついていきました。遂に、その人が『分かりました』ということで、新しい装置を動かすことができたという経験がございます」（『企業人の戦後史』）。

その後、先述したように鶴巻は親会社の昭和石油の社長となるが、退職後の一九九九年までこの話を口外したことはなかった。それからさらに一四年を経て、この相手は総評の八木寛作国民運動本部長だったと明かす。

「八木さんはそのとき、『わかりました、というのは私の言葉であり、総評が了解をしたわけではない』と言いました。総評のために逃げを打ったわけです。会社に帰るとなんと言われたかと聞かれたので、私も『言えない。でも、〔増産施設を〕もう動かしてもいい』と言いました。実際に動かしてもなんの問題にもなりませんでした」

八木は後年になり、当時「総評が了解をしたわけではない」と言いながらも、市川誠総評議長に自分の考えを説明し、理解を得ていた事実を手紙で鶴巻に伝えている。双方とも、問題が起きたら自分が責任を取ることを暗黙に組織に伝えての見切り発車だった。

結局、誓約書を宛てた五者のうち、住民への説明は知事の力を借り、話をしても言い負かされるか理解されないと思う相手は公民館の説明のみにし、増産反対の総本山である総評は裏交渉で見切った。

昭和四日市石油の新しい脱硫技術による石油増産がはじまった。

「誓約書に書かれた他の宛て名のどこにも筋を通していない。磯津の一部の住民だけに言って了解を得たことにしてしまった」と澤井は悔しさをにじませた。

しかし、昭和四日市石油の石油精製の燃料のみならず、その製油所から燃料供給を受けたすべての工場の亜硫酸ガス濃度は4-8に見るように劇的に減っていった。実際、黒川調査団の勧告による高煙突化やその後の総量規制と法廷の審理と合わせ、裁判は成果を上げてい

4－8　年度別亜硫酸ガス濃度の推移

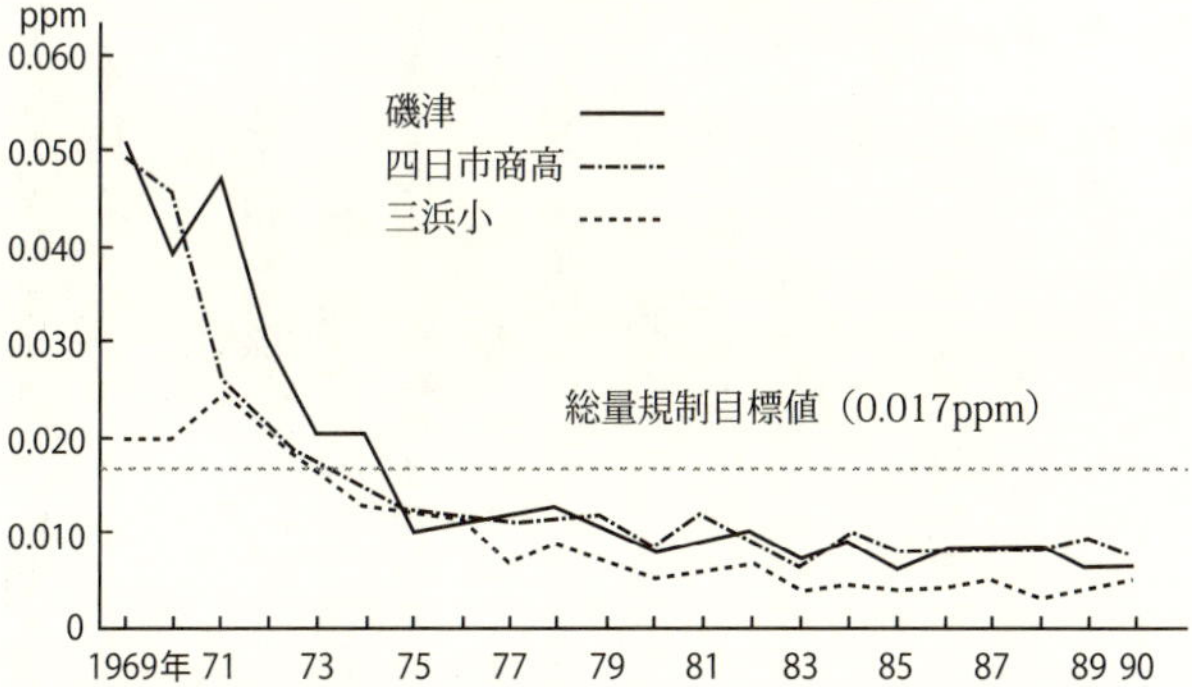

た。

磯津や四日市のその他の住民間で準備されていた第二次訴訟は、誓約書に基づく任意交渉による補償に代替処理された。四大公害裁判のなかで、被告企業側からの控訴も原告側からの第二次訴訟も起きずに一次訴訟の地裁判決で終わったのは、この四日市公害裁判だけである。

当時、「当然控訴すべきだ」と考えていた鶴巻は、控訴をせず脱硫技術開発へと向かい、次の時代を拓いたという意味で「あれは名判決だった」と考えている。

また、二次訴訟を検討していたある弁護士は、当時、吉田教授に提訴は可能かを打診し、「高煙突化や脱硫装置により因果関係の証明は困難」との回答を得て断念したと語った。また裁判を担当した三人の裁判官の一人は後年「一審で確定されるとは思えず、あの判決は最高裁までいくと思った。そのためにもしっかりした判決文を書かなければという信念があった」（『読売新聞』二〇一二年八月二二日）と語っている。この判決は、当時の裁判長の名をとり「米本判決」と呼び親しまれている。

公健法の指定解除

一九七四年（昭和四九）に施行された公健法に基づいて、国は四日市を大気汚染が著しく、気管支ぜんそくなどが多発している地域として指定した。指定地域に一定期間以上居住または通勤し、国が指定した疾病（慢性気管支炎、気管支ぜんそく、ぜんそく性気管支炎、肺気腫、およびその続発症）に罹った患者が、都道府県に申請して認定されれば、補償が給付されることとなった（167頁コラム参照）。

その後、国は、「我が国の大気汚染の状況は、全般的には改善の方向」にあると判断し、一九八八年三月に大気汚染の地域指定をすべて解除し、新たな指定は行わない法改正を行った。

「しかし、大気汚染の発生源は自動車となり、汚染物質も二酸化窒素へと変わって、新たな訴訟が起きていきました」と野呂弁護士は、その後を振り返る。

大気汚染をめぐっての訴訟は、四日市公害判決後と大気汚染地域の指定解除後に4-9のように起こっている。

4-9　大気汚染をめぐる訴訟（四日市公害判決〈1972年〉以降）

事件名	提訴日	原告	被告	内容	判決／和解
千葉川鉄公害訴訟	1975年5月26日〜78年4月17日	1〜2次計431人	川崎製鉄	6号高炉の建設・操業中止，環境基準の順守，患者原告への損害賠償	1992年8月10日　企業と和解・原告患者に和解金2億6500万円支払う
西淀川大気汚染公害訴訟	1978年4月20日〜92年4月30日	1〜4次計726人	工場企業10社【関西電力，大阪ガス，住友金属，神戸製鋼，中山鋼業，旭硝子，日本硝子，関西熱化学，古河機械金属，合同製鐵】，道路【国，阪神高速道路公団】	損害賠償	1995年3月2日　企業と和解（企業は解決金39億9千万円を支払い，そのうち15億円を患者の生活環境や地域再生に活用／企業は公害防止対策努力）1998年7月29日　国・阪神高速道路公団と和解（西淀川区における沿道環境改善）交差点改良・国道43号線車線削減，光触媒塗布，微細粒子状物質PM2.5の測定実施など（環境施策実施のため西淀川地区道路沿道環境に関する連絡会を設置，原告と国・公団は継続的に協議）
川崎公害訴訟	1982年3月18日〜88年12月4日	1〜4次計440人	工場企業12社【日本鋼管，東京電力，東亜燃料，東燃石油化学，日網石油精製，日本石油化学，浮島石油化学，昭和電工，ゼネラル石油，三菱石油，昭和石油，東亜石油，日本国有鉄道】，道路【国，首都高速道路公団】	損害賠償	1996年12月25日　企業と和解（解決金31億円を原告に支払う／企業は公害防止対策努力）1999年5月20日　国・首都高速道路公団との和解（自動車交通を湾岸部へ誘導するための道路ネットワークの整備／道路構造の改善，交通流の円滑化，沿道整備／沿道環境改善／国道357号・生麦ジャンクションの整備，ロードプライシングの検討／川崎市南部地区道路沿道環境に関する連絡会設置）
倉敷公害訴訟	1983年11月9日〜88年11月7日	1〜3次計292人	工場企業8社【川崎製鉄，中国電力，三菱化成，岡山化成，水島共同火力，旭化成，三菱石油，日本鉱業】	損害賠償	1996年12月26日　企業と和解　・解決金13億9200万円を原告に支払う．（和解金の一部を環境保健，地域の生活環境の改善などの実現に使用／企業は公害防止対策に努力）

事件名	提訴日	原告	被告	内容	判決／和解
尼崎大気汚染公害訴訟	1988年12月26日～95年12月4日	1～2次計498人	工場企業9社【関西電力，旭硝子，関西熱化学，住友金属工業，久保田鉄工，合同製鉄，古河鉱業，中山鋼業，神戸製鋼所】，道路【国，阪神高速道路公団】	大気汚染物質の排出差し止めと損害賠償	1999年2月17日　企業と和解（企業は解決金24億2000万円支払う／公害防止対策努力）．2000年12月8日　国・阪神高速道路公団と和解（警察庁・環境庁・通商産業省・運輸省・建設省が連携し，沿道環境対策／自動車排出ガスの低減対策／大型車の交通規制の検討や交通の転換／大気環境の調査や健康影響調査を行う）
名古屋南部大気汚染公害訴訟	1989年3月31日～97年12月19日	1～3次計292人	工場企業11社【中部電力，新日本製鐵，東レ，愛知製鋼，大同特殊鋼，三井東圧化学，矢作製鉄，東邦瓦斯，東亞合成化学，ニチハ，中部鋼板】，道路【国】	旧環境基準を超える排出ガスの差し止め，損害賠償	2001年8月8日　国・企業と和解．企業は解決金7億3360万9597円支払／公害防止対策努力／，国（国土交通省と環境省は交通負荷と大気汚染を軽減／原告と国交省と環境省は「名古屋南部地域道路沿道環境改善に関する連絡会」を設置）
東京大気汚染公害訴訟	1996年5月31日～2006年2月16日	1～6次計633人	ディーゼル自動車メーカー7社【トヨタ，日産，三菱，いすゞ，日野，日産ディーゼル，マツダ】，道路【国，東京都，首都高速道路公団（現：首都高速道路）】	損害賠償	2007年8月8日　和解・自動車メーカーが33億円，国が60億円，首都高速道路が5億円支払い，ぜんそく患者の救済制度を創出．／国・都・公団（現首都高速道路）は環境対策を実施／自動車メーカーは原告に解決金12億円を支払う／国はPM2.5の環境基準設定を検討

註：事件名は通称

なお、公健法制定以来、二〇一二年度までに原因企業らが負担した補償給付費の合計は大気汚染を対象とする指定地域だけでも二・七兆円を超えた。また、公害保健福祉事業（リハビリテーション、転地療養、療養用具支給、家庭療養指導、インフルエンザ予防接種費用助成など）に七二億円が費やされてきた。その半分を事業者と自動車重量税が、残りの半分を国、県、市が負担しており、長期に渡る負担は社会・企業ともに重くのしかかっている。

刑事責任としての追及

四日市公害裁判前に石原産業を摘発後、四日市海上保安部から異動となった田尻宗昭は、一九七二年に「法と行政の課題」を記し、公害裁判判決で不法行為が明らかになりながら、「一度も刑事責任が問われなかった」ことに対して次のように記している。

人の死を金であがなうことはできないのである。ところが、企業はすべて金銭で解決したような感覚を持っている。〔中略〕これからは企業の証拠いん滅も巧妙になり、ますますその度を加えるだろう。しかも民事という限られたワクの中だけで、工場のヘイの外から素手でこれをやりとげようとすれば、長い年月と血のにじむような労苦を必要とするだけでなく、その間にも公害はどんどん進行して、多くの人の生命や健康がうばわれていく。その間、国が漫然と拱手傍観することが、いちじるしく非条理なことに思えてならないのである。（『法律時報』一九七二年九月号）

そして、規制者たる行政が汚染原因者を刑事事件として追及すべきであり、それができる法律は多岐にわたると示している。刑法による業務上過失致死傷、公害犯罪処罰法違反、煙突や排水口から規制に違反した排出が行われた場合に直罰を与えられる大気汚染防止法や水質汚濁防止法、さらには水産資源保護法である。しかし、監督行政機関が適用しない姿勢が「どれだけ企業の公害を悪化させてきたかはかりしれない」と強調した。

四日市判決の出た一九七二年七月二四日の二ヵ月後、三重県の検察本部長は、県議会で、公害裁判被告六社の刑事責任について「因果関係が問題だが、捜査しても公訴を維持するに足る証拠収集はほとんど不可能である」と、権限の行使を放棄した。

四日市公害では最終的に六四人が、空気を吸うという最低限の権利が侵されて亡くなった。その罪はいまだに誰によっても購《あがな》われてはおらず、豊かさはその犠牲の上に築かれているようにもみえる。

終章　公害病と二一世紀

経済成長優先の方向転換

一九七二年六月、国連はスウェーデンの首都ストックホルムで「かけがえのない地球」をキャッチフレーズに国連人間環境会議を開催し、「人は環境の創造物であると同時に、環境の形成者である」という一文ではじまる「人間環境宣言」を採択した。人間環境の保護と改善は全世界の人々が緊急に望むことであり、すべての政府の義務であるとして、天然資源や野生生物の保護、有害物質の排出規制、海洋汚染の防止などを表明した。国連総会では、その理念を実行する組織、国連環境計画（UNEP）の設置を決議した。

日本からの代表・大石武一環境庁長官は国連人間環境会議での演説で四大公害をこう世界に伝えた。

何よりも環境汚染は人の健康生命に大きな打撃を与えました。「水俣病」と呼ばれる有機水銀中毒事件はその典型例であります。これは水俣市の化学工場において触媒として使用した無機水銀の一部分が反応工程中有機水銀にかわり、排水とともに内海に排出され、プランクトン－魚－人間という食物連鎖を通じて人体に蓄積された結果、知覚、言語、歩行の障害や、ときには精神障害などの症状を生じたものであり、しかも死の転帰につながるおそろしい病なのであります。

原因の究明が遅れたこと、政府を含め関係者による対策が手ぬるかったこと等により多数の悲惨な犠牲者を出しました。さらに阿賀野川流域でも同じような水銀中毒による死者、患者の発生を見るに至りました。早期に十分な救助の手をさしのべ得なかったことに政府は責任を痛感いたしておりますが、まことに遺憾のきわみであります。

このほか鉱山排水中に含まれるカドミウムが主要な原因と考えられ、骨折疼痛を主訴とするイタイイタイ病や、四日市、川崎、大阪等いくつかの工業都市における重化学工場等の排煙に起因する慢性気管支炎等が発生いたしました。

さらに、日本国民は「より大きいGNPが人間幸福」であると考えてきたが、「その考えが誤り」であったと認め、「経済成長優先から人間尊重へ」方向転換をすると明言した。

しかし、世界ではその後も歴史的な環境汚染事故が相次いだ。一九七六年にはイタリアのセベソで農薬工場が爆発。三万七〇〇〇人がダイオキシンに汚染された。一九八四年にはインドにある米国ユニオン・カーバイド社の工場から漏洩した有毒ガスで一万五〇〇〇人とも二万五〇〇〇人とも言われる死者を含む一〇万人の被害者を出した。

こうした環境汚染被害を教訓に、人間環境宣言から二〇年を記念して、一九九二年六月には、ブラジルのリオデジャネイロで国連環境開発会議（UNCED）、通称「地球サミット」が開催され、「環境と開発に関するリオ宣言」と「アジェンダ21」が採択された。

二七の原則を掲げたリオ宣言は、環境と開発は相互に依存し、不可分のものであると位置づけた。各国は自国の活動が他国の環境汚染をもたらさない責任を負うこと、持続可能な開発のために、地球規模での協力関係をめざすことなどを宣言。「アジェンダ21」はリオ宣言で謳う持続可能な開発を実現するための四〇章から成る行動計画だった。

途上国の公害と有毒化学物質規制

二一世紀に入ると、先進国での産業公害は影を潜めたが、最貧国ではいまだに産業公害が「死亡や疾病、長期的な環境被害の主要な原因」であるとして、米国ニューヨークに本部を置くNGO「ブラックスミス研究所」では、二〇〇六年から毎年、途上国における公害問題に特化して発信を続けている。

たとえば二〇〇七年には、「世界最悪汚染地域二〇〇七年」(5-1)、二〇一一年には、汚染源ごとに二六〇〇ヵ所を調査した結果として、「世界で最も毒性の高い公害問題二〇一一年報告　トップ一〇」を発表している(5-2)。ブラックスミス研究所は、これらの調査から全世界で一億二五〇〇万人が産業公害のリスクにさらされていると推計している。

他方で先進国は、気候変動や生物多様性といった新たな地球環境問題と並行して、将来世代にわたり公害や紛争を引き起こす有害な化学物質の問題に取り組んできた。これまでに以下の三つの国際条約が定められてきた。

バーゼル条約。有害廃棄物や廃棄物の国境を越える移動や処分を規制した条約。正式名称は「有害廃棄物の国境を越える移動及びその処分の規制に関するバーゼル条約」で、一九八九年に採択、九二年に発効。

ロッテルダム条約。先進国で使用禁止または制限されている化学物質や駆除剤が、途上国に輸出されることを防ぐ目的で、輸出に当たっての事前通報や同意の手続などを定めた条約。二〇一三年現在、水銀を含む三九物質が対象。正式名称は「国際貿易の対象となる特定の有害な化学物質及び駆除剤についての事前のかつ情報に基づく同意の手続に関するロッテルダム条約」。一九九八年に採択、二〇〇四年発効。

ストックホルム条約。残留性有機汚染物質、つまり、難分解、高蓄積、長距離移動といっ

5-1 世界最悪汚染地域トップ10（2007年）

汚染地域	汚染原因と被害
アゼルバイジャン／スムガイト	石油化学及び複合産業施設を汚染源に，有機化学物質，石油，水銀などの重金属汚染で27.5万人に影響
中国／リンフェン	自動車及び産業施設からの排出を汚染源に，飛散灰，一酸化炭素，窒素酸化物，二酸化硫黄，ＰＭ2.5，ＰＭ10，揮発性有機化合物，ヒ素，鉛汚染により300万人に影響
中国／天津	鉱山と精錬を汚染源に，鉛その他の重金属汚染により14万人に影響
インド／サキンダ	クロム鉱山と精錬を汚染源に，六価クロムその他の金属汚染で260万人に影響
インド／バピ	産業施設における化学物質と重金属を汚染源に7.1万人に影響
ペルー／ラオロヤ	重金属鉱山と精錬を汚染源に，鉛，銅，亜鉛，二酸化硫黄汚染で3.5万人に影響
ロシア／ゼルジンスク	冷戦時代の化学兵器製造を汚染源に，サリン，ＶＸガスなどを含む，化学物質と有害副生物，および鉛，フェノール汚染により30万人に影響
ロシア／ノリスク	ニッケル及び関連金属鉱山，精錬を汚染源に，大気汚染，微粒子，二酸化硫黄，重金属（ニッケル，銅，コバルト，鉛，セレン），フェノール，硫化水素汚染により13.4万人に影響
ウクライナ／チェルノブイリ	1986年の原子炉の炉心溶融事故を汚染源に，ウラン，プルトニウム，セシウム137，ストロンチウム，及びその他の金属を含む放射性ダスト汚染で550万人（議論のある数字との注釈付き）に影響
ザンビア／カブウェ	鉛鉱山と精錬を汚染源に，鉛，カドミウム汚染で25.5万人に影響

註：順不同

5-2 世界で最も毒性の高い公害問題トップ10（2011年）

汚染原因	汚染物質	地域（サイト数）	影響を受ける推定人口
小規模金採掘	水銀	アフリカ（75），東南アジア（37），南米（19），中米（1）など69サイト	350万人
産業団地	鉛	南アジア（23），東南アジア（12），アフリカ（6），中米（1）など29サイト	290万人
農業生産	殺虫剤	中米（16），南米（13），東欧州・北部ユーラシア・中央アジア（7），アフリカ（2）など40サイト	220万人
鉛精錬	鉛	東欧州・北部ユーラシア・中央アジア（9），中国（7），中米（5），アフリカ（3）など53サイト	190万人
なめし革工場	クロミウム	南アジア（62），南米（11），アフリカ（9），中央アメリカ（3）など95サイト	180万人
鉱山鉱石精錬	水銀	南米（26），東南アジア（16），アフリカ（16），東欧州・北部ユーラシア・中央アジア（8）など69サイト	150万人
鉱山鉱石精錬	鉛	アフリカ（11），南米（8），東南アジア（4），中米（4）など33サイト	120万人
鉛酸蓄電池リサイクル	鉛	東南アジア（34），南米（15），南アジア（10），アフリカ（8）など69サイト	100万人
地下水汚染	ヒ素	南アジア（39），中米（2），東南アジア（2），アフリカ（1）など42サイト	75万人
農薬の製造・貯蔵	農薬	南アジア（16），南米（6），東欧州・北部ユーラシア・中央アジア（6），アフリカ（6）など33サイト	73万人

た性質を持つ有害物質から人の健康と環境を守ることを目的とした条約。特に早急な対応が必要であると考えられるＰＣＢ（ポリ塩化ビフェニール）、ＤＤＴ（ジクロロ・ジフェニル・トリクロロエタン）、ダイオキシン・ジベンゾフランなど一二物質の排出を規制する。残留性有機汚染物質（Persistent Organic Pollutants）の頭文字で「ＰＯＰｓ条約」と呼ばれることが多い。二〇〇一年に採択、〇四年発効。

水銀に関する水俣条約

ストックホルム条約の次に規制が検討された有害物質は、水銀、鉛、カドミウムなどの重金属である。特に、国境を越えた汚染が懸念され、検討を先行させたのが水銀だった。

水銀中毒事件は日本の水俣病だけにとどまらなかった。一九七一年にはイラクで有機水銀農薬で消毒した種麦を食べた六五〇〇人が入院、四五〇〇人が死亡していた。一九九八年には台湾からカンボジアに船で持ち込まれた水銀を含むと考えられる産業廃棄物の荷降ろし作業に携わった現地の三名が死亡し、一〇〇人が中毒症状を起こした。これらは氷山の一角である。

国連環境計画による二〇〇八年の技術報告書によれば、水銀の汚染源には、水銀採掘や化石燃料の採掘による一次的な汚染と、産業活動で放出される二次的な汚染、そして、年間二〇〇〇トンと推定される自然界からの汚染がある。産業活動で消費される水銀は年間三七九八トン（二〇〇五年現在）で、現在では中国を含む東・東南アジア地域がほぼ半分を占める。製品への使用量の大半は代替技術があり、国連環境計画はこうした消費は、二〇二〇年までに半分以下に減らせる可能性があるとした。ちなみに、使用量第一位は「小規模金採掘」。個人や小規模な事業者による金採鉱の方法である。鉱石に水銀を混ぜて、金と水銀の合金を作り、合金を加熱して水銀を蒸発させて金を得るものである。

このような現状を検討し、国連環境計画は二〇〇九年二月の第二五回管理理事会で、水銀に関する法的拘束力のある条約を制定することを決め、各国に提起した。

二〇一三年一月に五回目の政府間交渉委員会で、条約案の最終合意に達し、日本政府の提案でこの条約は「水銀に関する水俣条約」と名付けられ、一〇月に熊本で開催される外交会議で採択されることになった。条約の主だった中身と背景は次の通りである。

条約の目的は、水銀と水銀化合物の人為的な排出から人の健康及び環境を保護することである。五〇ヵ国が批准すれば、九〇日後に条約が発効する。この条約で、水銀の採掘、輸出入、製品の製造過程や金の採掘現場での使用を禁止・制限し、大気や水、土壌への排出や流入を防ぐことをめざす。条約の締約国は、条約に基づいて国内法を整備する。

しかし、経過措置や例外規定が目立ち、禁止や削減措置の多くが各国の自主的な判断に任され、義務規定は限定的である。たとえば、締約国は、条約発効日から新たな水銀採掘は禁止されるが、採掘中である場合は禁止までに一五年の猶予がある。製造工程での水銀使用は禁止または削減するが、苛性ソーダとアセトアルデヒドの製造工程での禁止はそれぞれ二〇二五年と二〇一八年まで猶予され、最大一〇年間延長できる。

また、使用量第一位である小規模金採鉱は、採掘者や周辺住民だけでなく、大気、土壌、川での移動により生物濃縮を通じた汚染が懸念されているが、即禁止とならなかった。使用や環境中への放出を削減し、可能であれば廃絶するとした。そのほかにも抜け穴がある。

国際環境条約における倫理問題

これに対し、残留性有機汚染物質（ＰＯＰｓ）問題に取り組む「国際ＰＯＰｓ廃絶ネットワーク（ＩＰＥＮ）」（七〇〇団体参加）は、水銀を低減させる規定が充分ではないと批判した。水俣病被害市民の会や水俣病被害者互助会は、汚染された場所の原状回復責任や、被害者への補償を汚染者の義務とする規定が盛り込まれていない、水俣病の教訓を学んでいないとの声明を発した。これに対して交渉にあたった環境省の早水輝好環境安全課長は、「抜け穴と見るか一歩進んだと見るか」であると述べる。

ＩＰＥＮらの指摘は「義務的措置と自主的措置が混在している」ことによる実効への疑問に尽きるが、義務にすれば参加すべき国が参加せず、自主的措置にすれば拘束力のある国際条約にする意味が薄れるという環境国際条約に常時つきまとうジレンマがある。

たとえば、製品への水銀使用を全面禁止にしていないが、それは途上国への配慮であるとされる。また、塩ビモノマーの製造工程に水銀の使用を猶予したのは、中国が安価で豊富な石炭を使っており、石油を使った製法で代替は可能だが、中国が石油を買い占めていいのかといった脅しにも似た理由が使われる。ポリウレタンは米国の事情で、これを製造禁止にすると条約に加わらないのではという配慮が効いている。

問題は、人体に重大な影響があることがわかっており、代替する技術があるにもかかわらず、他国に干渉しない外交スタンスで、他国の弱者がその国の経済政策の犠牲になるのを見過ごしてよいのかという倫理問題である。

「水俣条約」との命名に対して

水俣市では、かつて一九七三年に市長名で「水俣病の病名改称等に関する陳情書」を日本神経学会宛に出したことがあった。しかし、今回の条約名を水俣条約とすることについては、宮本勝彬水俣市長が二〇一三年二月に、「二度と水俣病のような悲劇を起こさないよう、世界中の人々に想起させるという意味でも非常に意義深い」と歓迎のコメントを出している。

条約の意義は、単に水俣病を再発させないだけにとどまらない。水銀のみならず、残留性有機汚染物質は風と海流に乗り、最終的に北極圏や南極圏へと運ばれていくことがわかっている。その結果、たとえばグリーンランドに暮らすイヌイットの身体からは、PCBは欧米人の八倍から六五倍、DDTで一・五から一二倍の高濃度の汚染が検出されている。カドミウム、水銀、亜鉛、銅などの重金属の検出値も高い。植物が育たない土地に暮らすイヌイットは、生命維持に必要なビタミン類のすべてをアザラシ、クジラなど動物の皮と肉の間にある脂肪や血を生で食べることで摂取する。

その海洋動物は、水銀濃縮度が一八〇〇年代と比べると一〇倍から一二倍高く汚染されていることがわかっている。極端な言い方をすれば、たとえば水俣で放出された水銀が、時間をかけて、北極海に暮らすイヌイットや北極熊やペンギンなどの動物の体内に、再び蓄積され、水俣病の悲劇が北極圏で起こり得るのである。

水俣条約は、同様にしてイタイイタイ病を発症させるカドミウムを含め、両極圏へと時間をかけて移動する重金属や残留性有機汚染物質を、国際条約で減らせるかの試金石でもある。

PM2・5という大気汚染問題

他国の汚染で健康を害するリスクは、大気についても同様だ。

二〇一三年二月、西日本各地では、環境基準を超える微小粒子状物質「PM2・5」による大気汚染に見舞われた。

ＰＭ２・５（Particulate Matter 2.5）とは、大気中に浮遊する直径二・五マイクロメートル（μm）以下の粒子のことである。排出源は、自動車、船舶、航空機、煤煙を発生する発電所や工場、焼却炉、粉じんを発生するコークス炉や鉱物堆積場などさまざまだ。その成分である硫黄酸化物（ＳＯｘ）や窒素酸化物（ＮＯｘ）が肺の奥深くまで入るため、肺がん、呼吸系、循環器系の疾患の原因となると心配されている。

二月八日、日本政府は中国に対し、中国の大気汚染が日本の環境にも影響を与えかねないこと、在留邦人保護の観点から高い関心を持って注視していることを伝えた。また、虎の門病院の呼吸器内科部長を北京、上海、広州に派遣し、在中邦人に説明会を行った。

国内に向けては環境省が、全国で大気汚染物質の測定局を増加させると発表した。また、二月二七日には暫定的な指針を出した。ＰＭ２・５濃度が七〇μｇ／㎥以下であれば、特に行動を制約する必要はないが、呼吸器系や循環器系に疾患のある場合や、子どもやお年寄りは、体調の変化に注意が必要であるとした。また七〇μｇ／㎥を超える場合は、不要不急の外出や野外での長時間の激しい運動をできるだけ減らすよう注意を促した。

一方で中国政府は、二〇一三年三月五日、一三年度予算案に前年度比一二・一％増（三二八六億四七〇〇万元＝約四兆九〇〇〇億円）の環境対策費を計上した。三月一五日には、中国環境保護省の呉暁青次官が記者会見を行い、北京・天津・河北省地域、珠江と、揚子江河口域を中心に、科学技術と法整備の両方で対策を進めることを明らかにした。

しかし、中国の大気汚染は二〇一三年からはじまったわけではない。以前より、中国内での関心は高く、二〇一二年二月にＰＭ10（Particulate Matter 10＝大気中に浮遊する直径一〇μm以下の粒子）の環境基準が一〇〇μg／m³から七〇μg／m³に厳格化され、ＰＭ２・５の基準が新たに定められたために大きく報道されるようになっていたのだ。

中国の環境保護省のデータによれば、二〇一〇年の段階で、北京、天津、河北地域および揚子江や珠江の河口域では年間一〇〇日以上がＷＨＯ指針（一〇μg／m³）の二〜四倍の濃度ＰＭ２・５の霧で悩まされている。

国際環境ＮＧＯ「グリーンピース」北京事務所は、ＰＭ２・５による被害は霧だけではないはずだとして、二〇一二年一二月、北京大学や南中国科学研究所などの研究者によるデータをもとに、北京、上海、広州、西安の四都市のＰＭ２・５による健康リスクと経済損失を推計した。すると、二〇一〇年の汚染レベルで、四都市の合計で八五七二人が早死にし、一〇億八〇〇〇万ドルの損害を被ったとの計算結果が出た。

ＷＨＯの二〇一一年の発表では、中国の二〇一〇年時点での死亡原因は、第一位の心血管疾患三八％、第二位のがん二一％に続き、第三位が呼吸器疾患一五％となっている。日本での呼吸器疾患による死亡率五％と比べると高いことからも、グリーンピース北京事務所によるＰＭ２・５が原因の早死に関する指摘は、簡単には否定できない数字である。

東京大気汚染裁判――和解協定による公害対策強化

一方、日本の環境省が先述の暫定指針を定めるために設置した「微小粒子状物質（ＰＭ２・５）に関する専門家会合」は、二〇一三年三月一日に提出した報告書で、この大気汚染は中国からの越境汚染であると同時に、日本の都市汚染からの影響もある「複合汚染」であると指摘した。

日本でＰＭ２・５の環境基準が定められたのは二〇〇九年であり、中国と二年しか違わない。ＰＭ10については、すでに一九七三年に環境基準を定めていた。しかし、米国が一九九七年にＰＭ２・５の環境基準を定め、二〇〇六年にＷＨＯがより厳しい指針を設定しても、日本の環境省は一九九九年から開始した調査・研究に終始していた。

基準設定のきっかけは、二〇〇二年一〇月に一審判決があった東京大気汚染裁判である。一審で、国、東京都、首都高速道路公団の道路管理責任が認定され、公害被害者が勝訴した。そして、二〇〇七年八月に和解した際、原告であるぜんそく患者らと国との間で、ＰＭ２・５の環境基準の設定を検討することを含めて、公害対策強化が協定に盛り込まれた。

そして、二〇〇七年五月になり、和解に先駆けて初めて「微小粒子状物質健康影響評価検討会」が設置される。この検討会が二〇〇八年四月に報告書をまとめたものの、結論は「ヒトへの健康影響の有無について検討を進める定量的な評価手法を採用することは厳密にはできない」。すなわち、基準を定められないとして、先延ばしをしていた。

二〇〇九年二月にようやく斉藤鉄夫環境相が中央環境審議会に「国内外の疫学その他の分野の科学的知見が蓄積されて」いるとして、PM2・5の環境基準の設定を諮問。大気環境部会に「微小粒子状物質環境基準専門委員会」が設置され、米国からは一二年遅れ、二〇〇六年に指針を定めたWHOからは三年遅れで決定した。

しかし、その基準は一日平均では米国と同等の三五μg／m³、WHO指針の二五μg／m³より緩い。また一年平均では米国の一二μg／m³やWHOの一〇μg／m³よりも緩い一五μg／m³である（5－3）。

その緩い一五μg／m³でさえ、二〇一〇年に達成できた率は国交省が設置している「自動車排ガス測定局」（約四〇〇ヵ所）で八・三％に過ぎない。九割を超える沿線でその環境基準を達成していない。また大気汚染防止法に基づいて都道府県が設置している「一般環境大気測定局」（約一五〇〇ヵ所）でも三二・四％の達成率にとどまっている。

調査地点が絞ってあるため必ずしも全体を反映できているとはいえないが、5－4で見る

5-3　PM2.5環境基準（単位：μg／㎥）

	環境基準設定年	年平均値	1日平均値
米国	1997年	12	35
WHO指針	2006年	10	25
日本	2009年	15	35
中国	2011年	35	75

5-4　PM2.5 質量濃度の年平均値の経年変化

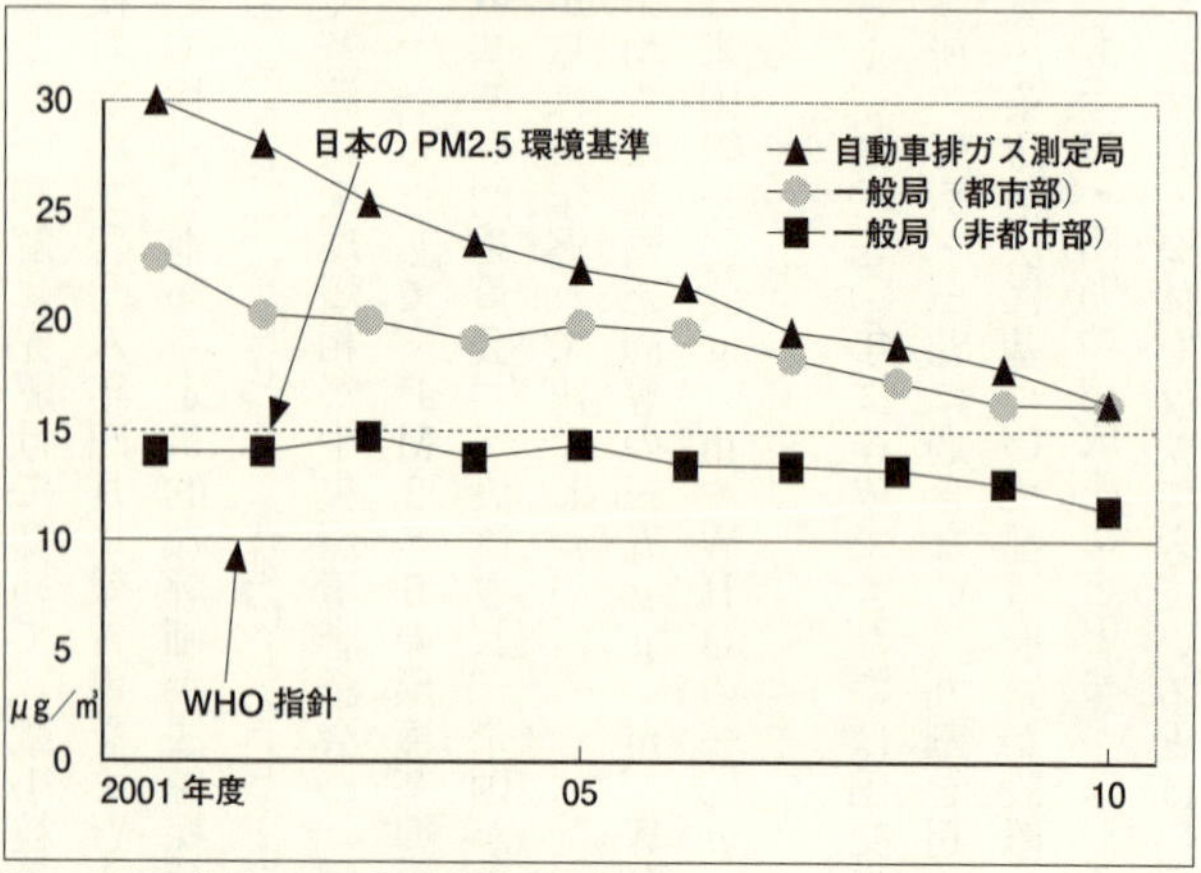

註：1）「一般局」とは「一般環境大気測定局」の略．2）調査地点．自動車排ガス測定局は2001年度11地点，02～08年度16地点，09年度11地点，10年度10地点．都市部は，2001～04年度14地点，05～08年度12地点，09年度11地点，10年度10地点．非都市部は，2001～10年度５地点

ように、年平均環境基準である一五μg／㎥を達成できている地点は、道路沿線や都市部では過去一〇年近くまったくない。中国からの越境汚染以前に、四日市公害以降に新たにはじまった道路による大気汚染を、日本は克服できていないのだ。

日本の環境基準は、環境基本法に基づく「維持されることが望ましい基準」（第一六条）に過ぎない。そのため、ただちに違法性を問う拘束性がない。しかし、大気汚染で健康を害した原告たちが東京大気汚染裁判で勝訴、和解で勝ち取った公害対策強化の協定は、中国からの汚染が叫ばれる以前に遵守されるべきものである。

東電事故被害の拡大は防げるか

四つの公害裁判のすべてにおいて違法判決が出たあとも、この国においては公害が企業犯罪であるとの認識は稀薄である。それは、東京電力の福島第一原子力発電所事故（以後、東電事故）でも共通している。

東電事故は、二〇一一年三月一一日に発生した東日本大震災で外部からの送電が不能になり、津波で非常用発電機が破壊され、原子炉を冷却するための海水取水ポンプなどが破壊されたことが、その一因である。運転中だった一号機、三号機はそれぞれ一二日と一四日に炉心溶融に続く水素爆発をし、二号機は一五日に原子炉の圧力を下げるために放射性物質を大量放出させた。同日、定期点検中だった四号機も水素爆発をした。

これに対し、国会が二〇一一年一二月に設置した「東京電力福島原子力発電所事故調査委員会」は調査結果を十二年七月五日に提出した。福島第一原発は地震以前から、「地震にも津波にも耐えられる保証がない、脆弱な状態」にあり、「大量の放射能の放出が考えられる場合の住民の安全保護など〔中略〕東京電力や原子力推進行政当局である経済産業省が当然備えておくべきことを」東電が先延ばしをし、それを規制者が容認していたと指摘した。

しかし、調査報告から一年を経ても、いかなる捜査機関もなんの法違反での摘発もしてない。四大公害で、被害者が提訴して初めて、原因企業の責任が明らかにされていったが、それと似た状況が東電事故でも繰り返されている。

一方、福島県は、当時一八歳以下だった三六万人に対して順次、甲状腺検査を実施している。二〇一三年七月までに一次検査を受けたのは二一万六八〇九人、そのうち5・1mm以上のしこりが見つかるなど二次検査が必要となった子どもは一二八〇人いる。検査の順番待ちにより二次検査を受けることができたのはそのうち七七一人に過ぎないが、四四人が甲状腺がんもしくはその疑いがあるとされた。しこりの摘出手術が必要なこの四四人のうち一九人が手術を受けた結果、一八人が甲状腺がんであると確定し、一例のみが良性のしこりだったことが、二〇一三年八月二〇日に福島県の「県民健康管理調査」検討委員会で公表された。

福島県の県民健康管理課によれば、一般的になんらかの症状があって検査を受けた場合に甲状腺がんと確定するのは一〇〇万人に一人か二人である。三六万人のうちなんらかの症状があって二次検査が必要になった一二八〇人を分母にした途中経過でさえ、仮に四四例中二例は良性となり四二例が甲状腺がんと確定した場合、その罹患率は一〇〇人に約三人である。

わが国では、四大公害を教訓に、一九七〇年一二月に公害犯罪処罰法ができた。これは事業活動にともなって人の健康に害を生じる行為があれば、故意や過失のみならず、人々の生命や身体に危険が生じうる有害な物質を排出することによる被害者がいれば、因果関係の推定だけで、文字通り公害犯罪を処罰できる法律である。

先述したように、一九七二年に四大公害について、大石環境庁長官は「政府を含め関係者による対策が手ぬるかったことなどにより多数の悲惨な犠牲者を出しました。〔中略〕早期に十分な救済の手を差し伸べなかったことに政府は責任を痛感いたしております」と世界に向けて反省をした。将来、再び同様の言葉が繰り返されないためにいま、何がなされるべきか、私たちは十分過ぎるほどの教訓を得たのではないか。

参考文献

第1章

有馬澄雄「細川一論ノート（三）水俣病の発見」、『暗河』第九号（昭和五〇年秋季号）、暗河の会、一九七五年
石牟礼道子『苦海浄土〈第二部〉——神々の村』藤原書店、二〇〇六年
色川大吉「不知火海民衆史」、『新編水俣の啓示——不知火海総合調査報告』筑摩書房、一九九五年
宇井純『公害の政治学』三省堂、一九六八年
環境庁公害健康被害補償制度研究会「後天性水俣病の判断条件について」（一九七七年七月一日環保業第二六二号）『公害健康被害・予防関係法令集（平成一六年版）』中央法規出版、二〇〇四年
環境庁公害健康被害補償制度研究会「水俣病の認定に係る業務の促進について」（一九七八年七月三日環保業第五二号）『公害健康被害補償・予防関係法令集（平成一六年版）』中央法規出版、二〇〇四年
熊本大学医学部一〇年後の水俣病研究班「一〇年後の水俣病に関する疫学的、臨床医学的、ならびに病理学的研究」一九七二〜七三年
熊本県「復命書」七九—八一、水俣病研究会編『水俣病事件資料集一九二六—一九六八 上巻』葦書房、一九九六年
参議院社会労働委員会一九五八年六月二四日議事録
参議院社会労働委員会一九六八年五月七日議事録
衆議院農林水産・社会労働・商工委員会連合審査会一九五九年一一月二七日議事録
社団法人日本精神神経学会「水俣病認定義務づけを巡る二つの高裁判決に関する日本精神神経学会見解」（二〇一二年八月一〇日）
千場茂勝『沈黙の海』中央公論新社、二〇〇三年
高岡滋「水俣から福島への教訓——医学・公衆衛生の側面から——」『診療研究』第四七〇号、一四—二二、東京保険医協会、二〇一一年八月
高岡滋「水俣病公式発見から五〇年——水俣病健康被害の現状と今後の課題」『民医連医療』NO．四一一、全日本民主医療機関連合会、二〇〇六年一一月
チッソ株式会社『風雪の百年——チッソ株式会社史』チッソ株式会社、二〇一一年
チッソ株式会社「水俣病問題の十五年」編集委員会『水

保病問題の十五年――その実相を追って』チッソ株式会社、一九七〇年
新潟県新潟水俣病問題に係る懇談会二〇〇七年三月二七日議事録
橋本道夫編『水俣病の悲劇を繰り返さないために――水俣病の経験から学ぶもの』中央法規出版、二〇〇〇年
原田正純『水俣病』岩波書店、一九七二年
原田正純編『水俣学講義』日本評論社、二〇〇四年
原田正純、頼藤貴志「不知火海沿岸住民の保存臍帯のメチル水銀値」『水俣学研究』第一巻第一号創刊号、一五一―一六七、熊本学園大学水俣学研究センター、二〇〇九年三月
原田正純『慢性水俣病　何が病像論なのか』実教出版、一九九四年
坂東克彦作成「新潟水俣病現地見学会資料」二〇〇五年一一月一四日
「訴訟記録・公害裁判　熊本水俣病裁判」『法律時報』四四巻五号、三四九―五四三、日本評論社、一九七二年
「水俣病裁判における法的論点」『法律時報』四五巻三号、一―五五、日本評論社、一九七三年
「訴訟記録・水俣病裁判」『法律時報』四五巻三号、三五八―三七二、日本評論社、一九七三年
深井純一『水俣病の政治経済学――産業史的背景と行政責任』勁草書房、一九九九年
馬奈木昭雄「熊本水俣病訴訟」『法律時報』四三巻九号、三五―四〇、日本評論社、一九七一年
水俣市『水俣病――その歴史と教訓　2007』二〇〇七年
水俣市立水俣病資料館『水俣病詩集「戻らぬ命」――百八つの水俣病患者の思いや手記から』
水俣市立水俣病資料館 展示資料「杉本家の水俣病五〇年――水俣病が杉本家を襲った」
水俣病研究会『水俣病事件資料集一九二六―一九六八上巻』葦書房、一九九六年
水俣病訴訟弁護団編『水俣病救済における司法の役割――すべての水俣病被害者の救済をめざして』花伝社、二〇〇六年
宮澤信雄「責任を消し去った水俣病報告書」『世界』二〇〇〇年七月号、岩波書店

第2章

宇井純『公害の政治学』三省堂、一九六八年
宇井純「新潟水俣病裁判の反省」『法律時報』四四巻七号、七〇―七八、日本評論社、一九七二年
浦﨑貞子「ジェンダーの視点からみる新潟水俣病――「妊娠規制」「授乳禁止」の検証と考察」『現代社会文化研究』NO. 三四、一〇七―一二二、二〇〇五年一二月
北野博一「新潟水銀中毒事件の反省」『公衆衛生』三三巻二号、八二―八七、医学書院、一九六九年
斎藤恒『新潟水俣病』毎日新聞社、一九九六年
斎藤恒「新潟水俣病第三次訴訟における未認定患者」（特集 熊本・鹿児島・新潟の水俣病問題は今――水俣

病特措法成立を受けて）『法と民主主義』NO．四四一、三二―三五、日本民主法律家協会、二〇〇九年八月

昭和電工株式会社社史編集室編『昭和電工五十年史』昭和電工株式会社、一九七七年

関礼子『新潟水俣病をめぐる制度・表象・地域』東信堂、二〇〇三年

近喜代一、星野和江「日記（抄・水銀中毒闘争記）昭和四〇年（一九六五）～昭和四二（一九六七）年」『阿賀野川と新潟水俣病』阿賀に生きる製作委員会、一九九九年

通商産業省企業局長、軽工業局長、「工場排水の水質調査報告依頼について」、「水俣病の対策について」「工場排水の水質調査報告依頼について」『水俣病事件資料集一九二六―一九六八　上巻』七〇〇―七〇四、葦書房、一九九六年

椿忠雄「新潟水俣病の追跡」『科学』四二巻一〇号、五二六―五三一、一九七二年

長瀬欣男「新潟水俣病の発生源は古河鉱業発祥の地」『阿賀野川と新潟水俣病』、七二―九五、阿賀に生きる製作委員会、一九九九年

新潟県「水産動物採集禁止について（公告）」新潟県報第五〇号、一九六五年七月一六日

新潟県知事泉田裕彦「環境大臣　細野豪志様　要望書」（二〇一二年三月一九日）

新潟県福祉保健部生活衛生課『新潟水俣病のあらまし――平成二四年度改訂』新潟県、二〇一三年

新潟水俣病阿賀野患者会、新潟水俣病弁護団、新潟水俣病共闘会議編著『阿賀は訴える――こんどこそノーモア・ミナマタを！』新潟日報事業社、二〇一二年

新潟水俣病阿賀野患者会、新潟水俣病弁護団、新潟水俣病共闘会議編『みばわるいすけを乗り越えて「ノーモア・ミナマタ新潟全被害者救済訴訟」原告手記集』新潟水俣病阿賀野患者会、二〇一二年

新潟水俣病問題に係る懇談会「新潟水俣病問題に係る懇談会最終提言書――患者とともに生きる支援と福祉のために」二〇〇八年三月二一日

坂東克彦『新潟水俣病の三十年――ある弁護士の回想』日本放送出版協会、二〇〇〇年

坂東克彦作成「新潟水俣病現地見学会資料」二〇〇五年一一月一四日

深井純一『水俣病の政治経済学――産業史的背景と行政責任』勁草書房、一九九九年

「平成一九年（ワ）第二七九号外　損害賠償請求事件準備書面一一」

「訴訟記録・公害裁判　I新潟水俣病裁判」『法律時報』四三巻九号、日本評論社、一九七一年

第3章

青島恵子「カドミウム環境汚染とイタイイタイ病」『環境と安全　大学等環境安全協議会会誌』第二巻第二号、一〇九―一一四、二〇一一年九月

青島恵子「イタイイタイ病の現状と今後」『日本衛生学雑誌』六七巻四号、四五五—四六三、二〇一二年九月
イタイイタイ病訴訟弁護団編『イタイイタイ病裁判記録（第一集）』労働旬報社、一九六九年
宇井純『公害の政治学』三省堂、一九六八年
環境省「カドミウム汚染地域住民健康影響調査検討会報告書」二〇〇九年
環境省総合環境政策局環境保健部長通知「公害健康被害の補償等に関する法律に係る処理基準について」二〇〇一年五月二四日
「環境保健レポートNO．五九上・下巻」日本公衆衛生協会、一九九二年
小松義久「わが半生の記」『北日本新聞』二〇〇六年二月一四日〜六月一三日
正力喜之助「富山イタイイタイ病判決に思う」『法律時報』四三巻九号、五〇—五一、日本評論社、一九七一年
島林樹『公害裁判——イタイイタイ病訴訟を回想して』紅書房、二〇一〇年
神通川流域カドミウム被害団体連絡協議会「神岡鉱山立入調査ガイド」
富山県『環境白書平成八年』、一九九六年
富山県「甦る清流と豊かな大地——神通川流域汚染農地復元の歩み」（二〇一二年三月発行）
正力喜之助先生の喜寿を祝う会『正しきは力なり——正力喜之助先生五〇周年記念集』、一九七八年
萩野昇「富山イタイイタイ病との二十五年——証人台に立って」『法律時報』四三巻九号、五六—五七、日本評論社、一九七一年
畑明郎『深刻化する土壌汚染』世界思想社、二〇一一年
畑明郎「イタイイタイ病の加害・被害・再生の社会史」環境社会学『環境社会学研究』第六号Vol.六、三九—五四、二〇〇〇年一〇月
八田清信『死の川とたたかう——イタイイタイ病を追って』偕成社文庫、一九八三年
「訴訟記録・公害裁判　イタイイタイ病裁判」『法律時報』四三巻九号、三六六—四五五、日本評論社、一九七一年
松波淳一『カドミウム被害百年——回顧と展望』桂書房、二〇〇八年
水谷敏彦「完全勝利判決から四〇年——神通川流域イタイイタイ病根絶の運動」中部弁護士連合会第六〇回定期弁護士大会資料（二〇一二年一〇月一九日）
渡邉伸一「環境省研究班における「医学論争」を考える因果関係の認否をめぐって」『第二三回イタイイタイ病セミナー講演集』イタイイタイ病対策協議会、神通川流域カドミウム被害団体連絡協議会、二〇〇五年七月

第4章

今井正之、大島秀彦、川岸富希子、吉田克己、北畠正義「四日市における公害認定患者の状況」『日本衛生学雑

誌』第二六巻第四号、三八六―三九三、一九七一年一〇月
小野英二『原点　四日市公害一〇年の記録』勁草書房、一九七一年
澤井余志郎『ガリ切りの記――生活記録運動と四日市公害』影書房、二〇一二年
沢井余志郎編『くさい魚と喘息の証文――公害四日市の記録文集』はる書房、一九八四年
庄司光、宮本憲一『恐るべき公害』岩波書店、一九六四年
田尻宗昭『公害摘発最前線』岩波書店、一九八〇年
田尻宗昭「法と行政の課題――四日市判決におもう」『法律時報』四四巻一一号、三三―四〇、日本評論社、一九七二年
鶴巻良輔「企業人の戦後史――平和産業の育成・公害裁判・環境対策」龍谷法学三二巻二号、三〇九―三三五、一九九九年九月
独立行政法人環境再生保全機構『公害健康被害補償・予防の手引き』
「訴訟記録・公害裁判　四日市公害裁判」『法律時報』四四巻五号、七六―三四九、日本評論社、一九七二年
吉田克己『四日市公害――その教訓と21世紀への課題』柏書房、二〇〇二年
四日市地区大気汚染特別調査員「四日市地区大気汚染特別調査結果報告書」一九六四年三月
「四日市公害訴訟判決文――昭和四七年七月二四日・津地裁四日市支部判決（四日市公害訴訟判決　特集）『法律時報』昭和四七年九月号別冊付録、日本評論社、一九七二年
四日市公害記録写真集編集委員会『四日市公害記録写真集――四日市公害訴訟判決（七．二四．一九七二）二〇年記念』四日市公害記録写真集編集委員会、一九九二年
四日市市環境部環境保全課「平成二三年度版　四日市市の環境保全」
四日市市制作記録ビデオ『証言　四日市公害の記録2――学識経験者の取組み』
四日市まちづくり市民委員発行「四日市公害の歴史――語り部講座　解説・資料編1」
『会社四季報　昭和四四年第一集』東洋経済、一九六九年

終章

遠藤真弘『水銀条約――水銀規制をめぐる国際動向』国立国会図書館 ISSUE BRIEF NUMBER 706　二〇一一年三月三一日
「最近の微小粒子状物質（PM2.5）による大気汚染への対応」環境省 微小粒子状物質（PM2.5）に関する専門家会合、二〇一三年
外務省「国連人間環境会議における大石首席代表の一般演説（一九七二年六月六日ストックホルムにおいて）」『外交青書』一九七三年版一七号

環境省「Statement on Preamble by Japan (13 January 2013)」
東京電力福島原子力発電所事故調査会『国会事故調　東京電力福島原子力発電所事故調査会　報告書』二〇一二年六月二八日
外務省「中国における大気汚染について」http://www.cn.emb-japan.go.jp/taikiosen2013_j.htm#1　二〇一三年八月五日参照
早水輝好「水銀条約制定に向けた国際交渉の経緯および現状」『廃棄物資源循環学会誌』二二巻五号、三四四—三五一、二〇一一年
原田正純・田尻雅美「小児性・胎児性水俣病に関する臨床疫学的研究—メチル水銀汚染が胎児および幼児に及ぼす影響に関する考察」『社会関係研究』第一四巻第一号、二〇〇九年一月
「微小粒子状物質リスク評価手法専門委員会報告書」環境省中央環境審議会大気環境部会微小粒子状物質環境基準専門委員会第一回資料二—二、二〇〇九年二月四日
政野淳子「北極の化学物質汚染」『Q&Aもっと知りたい環境ホルモンとダイオキシン』ぎょうせい、一九九九年
Blacksmith Institute, "The World's Worst Polluted Places The Top Ten", 2006
Blacksmith Institute, "The World's Worst Polluted Places. The Top Ten of the Dirty Thirty", 2007
Blacksmith Institute, "The World's Worst Toxic Pollution Problems Report 2011 The Top Ten of the Toxic Twenty", 2011
Greenpeace, "Dangerous Breathing PM2.5 : Measuring the Human Health and Economic Impacts on China's Largest Cities", 2012
IPEN Heavy Metals Working Group, "Guide to the New Mercury Treaty", April 2013
UNEP, "Global Mercury Assessment 2013 Sources, Emissions, Releases and Environmental Transport", 2013
UNEP, "Minamata Convention Agreed by Nations"Sat, Jan 19, 2013
UNEP, "Technical Background Report of the Global Atmospheric Mercury Assessment", 2008
WHO, "Noncommunicable Diseases Country Profiles 2011", 2011

あとがき

里村洋子『安田の唄の参ちゃん——瓦職人・新潟水俣病未認定患者渡辺参治さんの聞き書き』冥土のみやげ企画社、二〇〇四年

終章

5-1　Blacksmith Institute, “The World's Worst Polluted Places. The Top Ten of the Dirty Thirty”, 2007より抜粋

5-2　Blacksmith Institute, “The World's Worst Toxic Pollution Problems Report 2011 The Top Ten of the Toxic Twenty”, 2011より抜粋

5-3　在中国日本国大使館（http://www.cn.emb-japan.go.jp/taikiosen2013_j.htm 参照2013年5月）

5-4　環境省微小粒子状物質（PM2.5）に関する専門家会合「最近の微小粒子状物質（PM2.5）による大気汚染への対応」2013年

2-8　共同通信社

第3章

・イタイイタイ病発症地域・イタイイタイ病発症地域（詳細）と概要／富山県「甦る清流と豊かな大地　神通川流域汚染のうち復元の歩み」イタイイタイ病第1回合同研究会，1963年6月

3-1　読売新聞社

3-2　共同通信社

3-3　松波淳一『カドミウム被害百年――回顧と展望』桂書房，2002年／萩野昇医師提供

3-4　『富山新聞』1955年8月4日

3-5　小林純『日本衛生学会誌』23巻1号，1963年，を基に筆者作成

3-6　共同通信社

3-7　共同通信社

3-8　青島恵子「カドミウム環境汚染とイタイイタイ病」『環境と安全　大学等環境安全協議会会誌』第2巻第2号，2011年9月

第4章

・四日市公害発症地域と概要／四日市市

4-1　四日市公害記録写真集編集委員会『四日市公害記録写真集――四日市公害訴訟判決（7.24.1972）二〇年記念』四日市公害記録写真集編集委員会，1992年

4-2　財団法人国際環境技術移転研究センター「四日市公害環境・改善の歩み」

4-3　『朝日新聞』1960年3月3日夕刊

4-4　四日市公害記録写真集編集委員会『四日市公害記録写真集――四日市公害訴訟判決（7.24.1972）二〇年記念』四日市公害記録写真集編集委員会，1992年

4-5　四日市公害記録写真集編集委員会『四日市公害記録写真集――四日市公害訴訟判決（7.24.1972）二〇年記念』四日市公害記録写真集編集委員会，1992年

4-6　四日市公害記録写真集編集委員会『四日市公害記録写真集――四日市公害訴訟判決（7.24.1972）二〇年記念』四日市公害記録写真集編集委員会，1992年

4-7　共同通信社

4-8　吉田克己『四日市公害』柏書房，2002年

4-9　独立行政法人環境再生保全機構ウエブサイトを参考に著者作成

図版出典一覧

第1章

・水俣病発症地域と概要／水俣市『水俣病――その歴史と教訓2007』，環境省，熊本県および鹿児島県

1-1　毎日新聞社

1-2　『西日本新聞』1956年5月8日

1-3　毎日新聞社

1-4　毎日新聞社

1-5　共同通信社

1-6　毎日新聞社

1-7　原田正範，頼藤貴志『不知火海沿岸住民の保存臍帯のメチル水銀値』「水俣学研究」創刊号，2000年

1-8　共同通信社

1-9　読売新聞社

1-10　原田正純「新潟水俣病問題に係る懇談会」(2007年3月27日) 資料，「ノーモア・ミナマタ訴訟弁護団」ウェブサイト (http://www7b.biglobe.ne.jp/nmmb/index.html　2013年5月閲覧)，F氏認定義務付け訴訟弁護団・溝口訴訟弁護団，溝口訴訟告訴取り下げ実行委員会作成「水俣病Fさん訴訟・溝口訴訟最高裁弁論報告集会」(2013年3月15日) 資料，水俣市『水俣病――その歴史と教訓2007』，新潟県「新潟水俣病のあらまし」(2012年度改訂)，熊本県「平成23年度版熊本県環境白書」などを基に筆者作成

1-11　高岡滋「水俣から福島への教訓」『診療研究』第470号2011年8月，を基に筆者作成

1-12　著者撮影

第2章

・新潟水俣病発症地域と概要／新潟県資料

2-1　読売新聞社

2-2　『読売新聞』1965年6月13日

2-3　共同通信社

2-4　著者撮影

2-5　坂東克彦所有

2-6　坂東克彦『新潟水俣病の三十年』NHK出版，2000年／『新潟日報』1967年6月12日夕刊

2-7　共同通信社

あとがき

四大公害病のかつての現場で、加害者と被害者を訪ね歩くと、同時代に起きたことでも、事件に対する思いにそれぞれ温度差があることに気づかされた。また、被害者が現在も直面している問題にも遭遇した。本書では過去に起きたことを記すだけでほとんどの紙幅が尽き、また、筆者の筆力も足りず、そのすべてをうまく盛り込むことができなかった。そのうちのいくつかだけでもこのあとがきのスペースで記し、今後、四大公害を語り継ぐ人々につなぎたい。

*

加害企業はいま、過去の公害問題をどう引き継いでいるのか。

チッソは、分社化後も本社総務部に自社が経験した公害問題に精通した担当者を育成しつつ情報提供に努めている。水俣工場では患者宅を順次巡回する専門員を二名置いている。また工場案内担当者を置いて、環境省が行う途上国の環境行政担当者の研修受け入れも行っている。

新潟水俣病の原因企業である昭和電工では、現場となった工場を子会社化したのちもアセトアルデヒド製造プラントを撤去した跡や排水口をさほど改変させていない。公害事件を風化させない重要な物証となっている。だが、事件について語る口は重い。たとえば、問題が発覚しはじめた直後に、アセトアルデヒド製造工程図までを焼却したのはなぜかといった企業心理とも言うべきものは、「社内でも多少調べてみましたが、なにぶんかなり以前のこともあり」と共有されてはいない。

三井金属鉱業も子会社化後も本社に複数名の担当者を置いて、判決直後に被告側と結んだ公害防止協定に基づく立入調査を毎年続け（第3章157頁）、「『緊張感ある信頼関係ができた』と言ってもらえるようになった」と謙虚に受け止めている。また、神岡鉱山の歴史や鉱害が明らかになった発端については、裁判で原告側弁護人を務めた松波淳一弁護士の書いた『カドミウム被害百年』の数枚のコピーを「これが最も詳しいです」と差し出したことからもその信頼関係が双方向であることがうかがえる。

四日市公害の原因企業六社はどこも、公害問題をもう終わったものと考え、積極的に公害問題を継承する担当者を置いていない。判決から四〇周年（二〇一二年）のときに四日市市へ資料も渡したので、「市役所で聞いて欲しい」という反応も少なくなかった。ただし、異口同音に「法律より厳しい公害防止協定を三重県と四日市と結んで遵守している」と言う。実際、三菱三社が統合した三菱化学などは、亜硫酸ガス排出量の低減努力を続けており、二〇一一年までに排出量は法規制の一五分の一程度に抑えている。中部電力四日市営業所は、問題となった三重火力発電所を老朽化により一九九四年に閉鎖し、その後、建設した新しい発電所で低硫黄燃料や脱硫装置の使用で環境対策を行っている以上に言うことはないという。昭和四日市石油も同様の姿勢だった。

縁があって、判決直後から増産のための対外的な交渉のすべてを行った担当者で、のちに親会社の社長になった方のお話をうかがうこともできた（第4章211頁）。「当時はなぜ控訴しないのかと思ったが、いま振り返ると、名判決だった。あの判決がなければ、日本の空はいまでも曇っていたかもしれなかった」と述べられたことが印象的である。

四日市公害裁判の判決は、法令を遵守していたとしても、侵害されたものが人の生命・身体というかけがえのない貴重なものであることを考えた場合には違法性がないとは言えないという判決であった。司法判断の威力を感じ、その教訓を社内外、国内外に誇りをもって語り継いでもらいたいと思ったことである。

＊

被害者のうち、公害病発症当時に深刻な被害を受けた方々の多くが他界され、当時は幼年もしくは比較的若年だった被害者や関係者の高齢化も確実に進んでいる。

水俣市街の中心地には、胎児性水俣病患者や母親たちの思いを受けて一九九八年に胎児性患者の生活支援事業として開設された社会福祉法人「ほっとはうす」がある。直接話をうかがった胎児性水俣病患者の金子雄二さん（一九五五年生）、加賀田清子さん（一九五五年生）、永本賢二さん（一九五九年生）、松永幸一郎さん（一九六三年生）はみな、六歳から七歳ぐらいで歩行や会話が可能になったという共通点がある。また、永本さん以外はみな、三〇代後半から四〇代後半にかけて再び歩けなくなり、車椅子に頼る生活になっている。

誤解を恐れずに言えば、低濃度の有機水銀汚染を受けながらも生き残った未認定の水俣病被害者や、胎児として有機水銀の影響を受けた患者に、今後何が起きていくのかは、現在進行形で私たちが学んでいる最中である。

このことは補償問題とも無関係ではない。たとえば三年前までマウンテンバイクで一日二〇キロでも走ることができた松永さんは、股関節の変形で骨が食い込んで痛むようになり、一本杖の助けを借りる歩行が二本杖になり、車椅子が必要になった。認定患者とチッソとの間で結ばれた補償協定（第1章53頁）のBランクからAランクへの変更申請をこの二年間でチッソに二度申請したが却下されている。補償協定の運用のあり方は、本書で記した公健法での認定問題とともに改善が検討される必要がある。

未申請の患者問題も存在することは、水俣市立水俣病資料館で坂本直充館長（当時）の話を聞いて実感した。坂本館長を初めてお見かけしたとき、水俣病患者が館長として抜擢されたのだと勘違いをした。しかし、坂本さんは子どもの頃に小児麻痺と診断されたきり、水俣病である可能性を考えつつも、一度も検診を受けたことがないという。「父がチッソ社員だったので」検診を受けることを控えたまま五九歳になったという。同じく父親がチッソで働いていた永本賢二さんによれば、賢二さんの認定申請を行った彼の父はチッソの同僚からなぜ申請などするのかと暴行を受けて帰宅したことがあったという。本書で記した「未認定患者」とともに、申請自体が抑制された「未申請」問題も潜在している。

これは、新潟水俣病でも同様である。未申請者の掘り起こし活動を行ってきた新潟水俣病阿賀野患者会の酢山省三事務局長は、水俣病の自覚症状がありながらも申請をしない理由には「いまさら」という理由があることを指摘する。新潟県は国の認定制度を補完する新たな定義づけを二〇〇九年から条例で行っている。民間でも認定申請を棄却された一九一六年（大正五）生まれで瓦職人だった渡辺参治さんの話を里村洋子さんが聞き書きしてまとめた冊子『安田の唄の参ちゃん』が出されるなど、未申請患者、未認定患者を顕在化させる地道な活動は、官民で続いている。

イタイイタイ病をめぐっては、二〇一三年七月二八日に富山県でこの年新たに認定申請した三人の患者の審査が行われた。八六歳が一人、八七歳が二人の高齢者三人の認定申請者のうち、不認定の判断が一人に出され、あとの二人は四つ目の認定条件に該当するかどうかを確かめるための骨生検（第3章164頁）を行う体力があるかどうかを主治医が判断している最中だ。骨のサンプリングを含む認定審査が、場合によっては必要とされることに私はゾっとする。

四日市公害は、空気という当たり前の自然資源ですら、用心深く守らなければ、奪われることを教えてくれる。四大公害を含め、多くの犠牲のうえに成り立った環境行政であるにもかかわらず、終章で触れたように、日本全国で環境基準はいまだに「維持できれば望ましい」ものに過ぎない。一時も吸わずには生きていけない大気の環境基準の日本における達成率の低さは、万人の問題として特筆をしておきたい。四日市公害裁判の原告で唯一存命の野田之一さんは、「人間は元の通りに地球を直せんことには手を出さんことよ」と言うが、公害問題のすべてをその一言が物語っている。

＊

つきつめて言えば、公害の歴史とは、すなわち公害問題を解決に導こうとする人々がつくった歴史である。地域のリーダー、義憤に駆られる弁護士、住民を思う自治体職員、患者を思う医師や学者、そのどれかが欠けても、被害者の泣き寝入りによってあきらめ、埋もれてしまったかもしれない歴史であった。

他方で、規制権限を持つ国が、加害と被害の関係を明らかにせず、時に結論の先延ばしにより企業活動と経済成長を守った歴史でもある。被害者の側が司法に訴えて法的責任を明らかにすることによって、その誤りを認めさせた歴史でもある。

また、国が被害地域の指定と判断条件などによって、被害と被害者を線引き、つまり認定し、その線引きによる第二の被害を生んだ歴史でもあった。

この被害についても、被害者の側が、健康被害者を診る医師の判断と、行政判断のズレを、司法に訴えて「是正」してきた歴史であり、その努力は続いている。被害の線引きによる限定的な補償の問題は、戦争被害である原爆症の認定からはじまり、東京電力福島第一原子力発電所事故被害につながる課題となっている。

経済発展の推進者であると同時に、環境汚染から国民を守る規制権者でもある国が、後者を優先しなければ、倫理的観点から国民の信頼を失い、長期的な経済損失をも生むことは、公害の歴史から学ぶべき教訓であろう。

こうした事実に導いてくださった一人ひとりすべてのお名前を挙げることはしないが御礼を申し上げる。なかでも不知火患者会の林田直樹事務局長、ほっとはうすの加藤タケ子理事長、木戸病院の萩野直路さん、イタイイタイ病対策協議会の高木勲寛会長、四日市の公害市民塾の澤井余志郎代表のご協力がなければ、取材を全うすることはできなかった。また、この本をまとめる貴重な体験ときっかけをくださった編集者白戸直人さんに感謝したい。過去から未来にわたり、公害病の予防と解明に尽力をするすべての人々に末筆ながら心からの敬意を表したい。

政野淳子

二〇一三年八月九日

政野淳子（まさの・あつこ）

1962（昭和37）年福岡県生まれ．東京工業大学大学院総合理工学研究科環境理工学創造専攻博士課程修了．博士（工学）．衆議院政策担当秘書などを経て，ジャーナリスト．環境問題，公共事業を中心テーマに執筆活動を展開．

著書『日本で不妊治療を受けるということ』（岩波書店，2004年）
『水資源開発促進法——立法と公共事業』（築地書館，2012年）
『投票に行きたくなる国会の話』（ちくまプリマー新書，2016年）
『あなたの隣の放射能汚染ゴミ』（集英社新書，2017年）

四大公害病《よんだいこうがいびょう》
中公新書 2237

2013年10月25日初版
2021年2月25日再版

著　者　政野淳子
発行者　松田陽三

本文印刷　三晃印刷
カバー印刷　大熊整美堂
製　　本　小泉製本

発行所　中央公論新社
〒100-8152
東京都千代田区大手町1-7-1
電話　販売 03-5299-1730
　　　編集 03-5299-1830
URL http://www.chuko.co.jp/

Published by CHUOKORON-SHINSHA, INC.
Printed in Japan　ISBN978-4-12-102237-0 C1221

中公新書刊行のことば

いまからちょうど五世紀まえ、グーテンベルクが近代印刷術を発明したとき、書物の大量生産は潜在的可能性を獲得し、いまからちょうど一世紀まえ、世界のおもな文明国で義務教育制度が採用されたとき、書物の大量需要の潜在性が形成された。この二つの潜在性がはげしく現実化したのが現代である。

いまや、書物によって視野を拡大し、変りゆく世界に豊かに対応しようとする強い要求を私たちは抑えることができない。この要求にこたえる義務を、今日の書物は背負っている。だが、その義務は、たんに専門的知識の通俗化をはかることによって果たされるものでもなく、通俗的好奇心にうったえて、いたずらに発行部数の巨大さを誇ることによって果たされるものでもない。現代を真摯に生きようとする読者に、真に知るに価いする知識だけを選びだして提供すること、これが中公新書の最大の目標である。

私たちは、知識として錯覚しているものによってしばしば動かされ、裏切られる。私たちは、作為によってあたえられた知識のうえに生きることがあまりに多く、ゆるぎない事実を通して思索することがあまりにすくない。中公新書が、その一貫した特色として自らに課すものは、この事実のみの持つ無条件の説得力を発揮させることである。現代にあらたな意味を投げかけるべく待機している過去の歴史的事実もまた、中公新書によって数多く発掘されるであろう。

中公新書は、現代を自らの眼で見つめようとする、逞しい知的な読者の活力となることを欲している。

一九六二年一一月